医教融合儿童康复系列教材

儿童物理康复教程

主　编：秦立建　陈　飞　廖　勇
副主编：许天委　温壮飞　谭晓莹

中国财经出版传媒集团

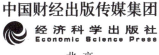

经济科学出版社
Economic Science Press

·北京·

图书在版编目（CIP）数据

儿童物理康复教程 / 秦立建，陈飞，廖勇主编 . --
北京：经济科学出版社，2025.1
医教融合儿童康复系列教材
ISBN 978-7-5218-5907-2

Ⅰ . ①儿… Ⅱ . ①秦…②陈…③廖… Ⅲ . ①小儿疾
病 - 康复 - 物理疗法 - 教材 Ⅳ . ①F720.9

中国国家版本馆 CIP 数据核字（2024）第 102370 号

责任编辑：李 雪 袁 溦
责任校对：徐 昕
版式设计：王 颖
责任印制：邱 天

儿童物理康复教程
ERTONG WULI KANGFU JIAOCHENG
主 编：秦立建 陈 飞 廖 勇
副主编：许天委 温壮飞 谭晓莹
经济科学出版社出版、发行 新华书店经销
社址：北京市海淀区阜成路甲 28 号 邮编：100142
总编部电话：010-88191217 发行部电话：010-88191522
网址：www.esp.com.cn
电子邮箱：esp@esp.com.cn
天猫网店：经济科学出版社旗舰店
网址：http://jjkxcbs.tmall.com
固安华明印业有限公司印装
710×1000 16 开 18.75 印张 297000 字
2025 年 1 月第 1 版 2025 年 1 月第 1 次印刷
ISBN 978-7-5218-5907-2 定价：92.00 元
（图书出现印装问题，本社负责调换。电话：010-88191545）
（版权所有 侵权必究 打击盗版 举报热线：010-88191661
QQ：2242791300 营销中心电话：010-88191537
电子邮箱：dbts@esp.com.cn）

丛书编委会

一、主 编

秦立建

中美联合培养博士。教授，博士生导师、博士后导师。安徽财经大学健康经济研究中心主任、安徽省社会保障研究会会长。

荷兰奈耶诺德商学院中国经济政策专家委员会专家，中国留美经济学学会会员。

陈 飞

硕士生导师、研究员。先后就读于香港大学医疗管理专业硕士、葡萄牙里斯本大学（ISCTE-University Institute of Lisbon）公共卫生与医疗管理专业博士，中欧国际工商学院（SHS）。

正德康复学术委员会主席，香港正德医疗健康产业集团联合创始人。

廖 勇

管理学博士，曾先后在菲律宾雅典耀大学、莱西姆大学工作。现任菲律宾克里斯汀大学副校长，主管国际教育。菲律宾重庆商会首届会长，重庆万州籍海外侨领、重庆第六届政协华侨列席代表，重庆市万州区第四届侨联荣誉主席。

二、副 主 编

许天委

琼台师范学院教授，海南省儿童认知与行为发展重点实验室副主任。

温壮飞

儿科副主任医师，海口市妇幼保健院妇幼保健部负责人。

谭晓莹

广州认知睡眠医学中心主任。

三、学术委员会

（以下名单皆以姓名拼音首字母为序）

主席：

刘国恩　北京大学　全球健康研究院 院长

成员：

陈小桃　海南大学

Fangzhen TAO　中国旅法工程师协会

高　平　香港澳华医疗

韩　露　海口市妇幼保健院

何瑞材　海口市妇幼保健院

洪学标　正德（海南）康复医疗中心

贾晨露　儿康医生集团（海南）有限公司

李碧丹　正德（海南）康复医疗中心

李丹丹　广西壮族自治区人民医院认知睡眠中心

刘晋宇　吉林大学

刘哲峰　中国医师协会健康传播工作委员会

唐文忠　海南现代妇女儿童医院

王　冬　南方医科大学

吴良宇　海口市妇幼保健院

王益超　湖南省妇幼保健院

吴岳琛　海南树兰博鳌医院

Wen Zhao（加拿大）　正德（海南）康复医疗中心

朱　彬　海口市妇幼保健院

周邦婷　天赋医联专科门诊部

周　嫄　北京葆德医管

张　群　预小护中医门诊部

周文龙　海南省儿童认知与行为发展重点实验室

赵艳君　上海尊然医院

四、编委会成员

（以下名单皆以姓名拼音首字母为序）

邓燕妮　正德（海南）康复医疗中心

郭家玲　湖南省妇幼保健院

高静婷　正德（海南）康复医疗中心

葛　林　正德（海南）康复医疗中心

何伟军　湖南省妇幼保健院

何雨桥　天赋医联专科门诊部

贾文静　正德（海南）康复医疗中心

刘旭茜　正德（海南）康复医疗中心

李　怡　正德（海南）康复医疗中心

刘雅卓　海南现代妇女儿童医院

邱尚峰　湖南省妇幼保健院

石　慧　湖南省妇幼保健院

桑汉斌　琼台师范学院

孙　沛　正德（海南）康复医疗中心

伍金凤　海口市妇幼保健院

王　珏　海口市妇幼保健院

夏佩伊　正德（海南）康复医疗中心

谢三花　正德（海南）康复医疗中心

于梦非　健康报社

赵　惠　吉林省听力语言康复中心

五、美术编辑

郑文山

周池荷

序 ORDER

　　儿童是国家的未来，民族的希望。

　　儿童时期的健康将对其一生的发展产生深远影响。党和国家一直高度重视儿童健康和现代儿童康复事业。因为促进儿童健康成长，能够为国家高质量可持续发展提供宝贵资源和不竭动力，是建设中国式现代化国家，实现民族伟大复兴的必然要求。

　　我国现代儿童康复事业虽然起步较晚，但改革开放以来发展迅速，取得了举世瞩目的显著成就。正值我国现代儿童康复事业发展面临大好机遇和严峻挑战的新形势下，由秦立建教授、陈飞博士、廖勇博士主编的"医教融合儿童康复系列教材"应时而生，付梓面世。这是一件可喜可贺的盛事。

　　这部"医教融合儿童康复系列教材"共有8册，分别是《儿童康复理论与实务概论》《儿童物理康复教程》《儿童感觉统合理论与实务》《儿童作业康复治疗教程》《儿童认知理论与实务》《儿童语言理解与表达康复教程》《儿童社交情绪理论与实务》《儿童中医康复理论与实务》。毫不夸张地说，这部系列教材包括了现代儿童康复的各个方面、各个环节和各个阶段，是一部适合儿童康复教育选用的好教材，也是一部值得广大儿童康复师和儿童康复工作者认真阅读的适用读本。

　　这部"医教融合儿童康复系列教材"的显著特征，是坚持理论与实践相结合、坚持守正创新、将问题导向与目标导向相统一，将知识性、专业性、实操性、趣味性融为一体。教材编撰者紧跟时代步伐，紧扣儿童康复事业发展大势，拓展丰富教材内容，探索创新教材编撰方式，以医疗、康复、教育、科研的深度融合为切入点，将儿童康复所需的临床医学、康复治疗学、特殊教育学、运动康复学、心理学等相关知识融会贯通于系列教材中。此外，这部系列教材还采用模块化的内容设计，任务驱动的表现形式以及丰富有趣的实务案例，等等，较好地体现了校企合作和育训结合的教育新理念，较好地体现了既科学严谨又生动活泼的学术风格。

这部"医教融合儿童康复系列教材"的面世，对于我国方兴未艾的现代儿童康复教育具有里程碑式的意义。因为它不仅为现代儿童康复专业教育提供了系统而丰富的康复理论知识和专业技能，而且为推进我国现代儿童康复事业高质量可持续发展注入了新的发展理念、途径、举措和方式方法，令人耳目一新。

我有理由相信，这部系列教材的面世，必将对我国现代儿童康复事业教育发展产生深刻的影响，发挥积极的促进作用。儿童康复是至善至伟的事业，前行的道路却漫长艰辛。"志之所趋，无远弗届。"衷心希望志存高远的秦立建教授等专家学者踔厉奋发、再接再厉，为我国现代儿童康复事业奉献更多新的著述力作。

在这部系列教材即将付梓之际，秦立建教授邀我为该书作一序言。盛情难却，便欣然命笔，草就了如上几段粗疏的文字，寥寥为序，亦表祝贺与推介之忱。

原劳动和社会保障部副部长　王东进

2024 年 12 月于北京

前 言 PREFACE

子曰："工欲善其事，必先利其器。"——《论语·卫灵公篇》

意思是说：工匠要想使他的工作做好，一定要先让工具锋利。比喻要做好一件事，准备工作非常重要。对于一名优秀的儿童康复师来说，最称手的工具无疑是一套理论与实操兼备的教材。

对于儿童来说，康复的这段日子是他们在生命旅途中遇到的挑战和困难，这些挑战可能来自他们的生理或心理发展过程。然而，无论这些挑战是什么，我们都应该相信，每个孩子都有能力克服这些挑战，发挥他们的潜力。儿童康复师就是他们挑战旅途的领路人和陪伴者，只有我们足够强大，才能更好地陪伴孩子走过这段旅途。帮助儿童康复师们不断变强大，遇见更好的自己，就是我们编写这套"医教融合儿童康复系列教材"的初衷。

教材是教育的基石，是知识的载体，是学习的工具。它不仅传递知识，更传递着一种精神，一种追求真理、探索未知的精神。编写这套系列教材，我们力求做到内容丰富、结构合理、语言生动，让每一位读者都能在阅读中感受到知识的魅力，激发他们的求知欲望。

在编写过程中，我们注重理论与实践的结合，注重知识的系统性与连贯性，注重学习的趣味性与启发性。我们充分考虑到读者的学习需求和学习习惯，力求使教材既适合教师教学，又适合学生自学。

本书的完成得到了众多朋友、同仁的支持与帮助，在此向他们表示衷心的感谢。本书由十五章构成，均由温壮飞、何瑞材、吴良宇等老师编写，其中温壮飞老师撰写字数不少于 5 万字。本书中插入的照片已获得本人的同意，拍摄的时候克服了许多困难，花费了较多的时间和精力。在此对康复治疗师 Wen Zhao（加拿大）和小朋友宋安佳齐、赵孜瑶提供的支持表示衷心的感谢。此外，还有众多老师做了大量优秀的工作，在这里就不一一致谢了！

总之我们的目标是，通过这套系列教材让每一位读者都能掌握扎实的基础知识，培养独立思考的能力，形成科学的学术观。我们希望，每一位读者都能在学习的过程中，发现自己的兴趣，找到自己的方向，实现自我价值。

未来，我们将继续优化教材内容，更新教材版本，以适应社会的发展，满足读者的需求。我们相信，只有不断进步，才能更好地服务于康复，服务于教育，服务于社会。

每一本书都是一座灯塔，照亮我们前进的道路。这套系列教材，就是我们为你们点亮的一盏灯，希望它能引导你们在知识的海洋中航行，发现更多的美好。让我们一起，启航知识的海洋，探索未知的世界。

作　者

2024 年 12 月

目 录 CONTENTS

通用基础篇

儿童物理治疗篇

通用基础篇

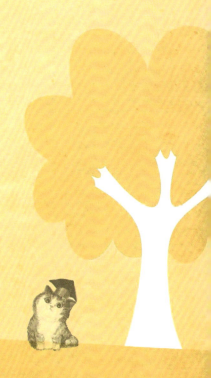

第一章 绪 论

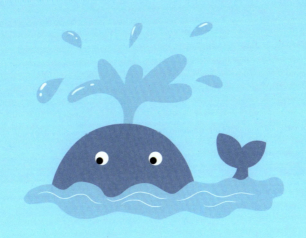

第一节　物理治疗概述

一、物理治疗的定义与范畴

（一）定义

物理治疗学是一门医疗保健类学科，主要通过运用物理手段（如热、电、声、光、力、水等）来帮助人们恢复、改善或保持身体的运动功能、活动能力、健康状况，以及预防和减轻疾病、创伤和残疾等的影响。物理治疗是指医生、护士和其他医疗保健专业人员通过对人体生理、生物力学和解剖学等方面知识的应用，为儿童提供全面的治疗和康复服务。

（二）范畴

物理治疗涉及的范畴比较广泛，主要包括以下几个方面。

1. 运动康复

运动康复通过运动疗法、康复体操、功能训练等方式来恢复或提高儿童的肌肉力量、关节活动度和身体平衡能力（见图1-1）。

2. 疼痛管理

疼痛管理通过使用热、冷、电疗、按摩、牵引、针灸等方式来减轻或缓解各种类型的疼痛，如肌肉疼痛、神经痛、关节炎等。

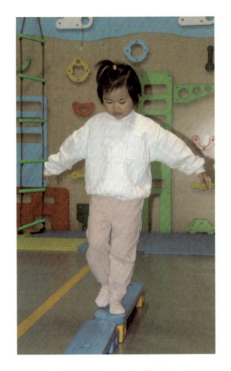

图 1-1　平衡功能训练

3. 神经康复

神经康复通过神经反射、神经电刺激、磁场疗法等方式来促进神经再生和恢复，治疗中枢神经系统疾病、周围神经系统疾病、脊髓损伤等。

4. 呼吸康复

呼吸康复通过呼吸锻炼、肺功能锻炼、氧气治疗等方式来改善呼吸系统疾病，预防并发症等。

5. 心脑血管康复

心脑血管康复通过运动疗法、康复体操、体育锻炼等方式来促进心血管系统的健康，预防心脑血管疾病等。

6. 功能评估和康复

功能评估和康复通过各种测试和评估手段，对儿童的运动能力、功能水平、平衡能力、协调能力、康复进展及预后等方面进行监测和评估，制订出针对性强及个别化的康复方案，促进康复效果。

（三）物理治疗师

物理治疗师是一类从事物理治疗职业的专业技术人员，主要致力于通过各种物理治疗手段和运动疗法来预防、评估、治疗和康复人类的运动和功能障碍。物理治疗师需要接受专业的物理治疗培训和考核，获得康复治疗师资格证书，并在临床实践中积累丰富的经验。他们在医疗机构、康复中心、社区卫生服务机构等多个领域工作，为病人提供个性化的物理治疗服务，帮助病人恢复健康和功能。

二、功能训练范畴

（一）改善关节活动的技术与方法

改善关节活动是物理治疗中非常重要的一个方面，涉及多种技术与方法。

1. 主动运动训练

主动运动训练通过让儿童自己进行肌肉收缩和关节运动来增强肌肉力量和关节稳定性，从而扩大关节活动范围。

2. 被动运动训练

被动运动训练是指由物理治疗师通过手法或专业器械设备协助完成，被动地对关节进行牵伸运动，从而改善关节活动度，促进局部血液循环，防止关节僵硬、挛缩及局部软组织萎缩（见图1-2）。

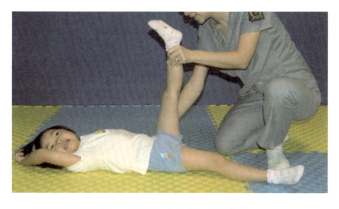

图 1-2　被动腘绳肌拉伸

3. 主动辅助运动训练

主动辅助运动训练是指在儿童由于肌力不足导致无法自主完成该运动的情况下，由儿童主动运动并通过物理治疗师的辅助来完成关节运动，逐渐增强肌肉力量和扩大关节活动范围。

4. 抗重力训练

抗重力训练通过增加重力负荷，使关节和肌肉更加稳定和强健，提高肌肉力量和关节稳定性。

5. 平衡训练

平衡训练通过多种平衡器材和专业技术，提高儿童平衡感和运动控制能力，降低跌倒风险，改善关节活动。

6. 功能性训练

功能性训练是指结合日常生活活动的要求，进行具体的动作模拟训练，以提高儿童日常生活自理能力，同时改善关节活动。

（二）增强肌肉力量的技术与方法

增强肌肉力量是物理治疗功能训练的重要内容之一。以下是常用的增强肌肉力量的技术和方法。

1. 肌肉收缩训练

肌肉收缩训练是指通过对肌肉的收缩刺激来增强肌肉力量。肌肉收缩一般可分为等长收缩、等张收缩及等速收缩三种方式。肌肉收缩训练，不仅能够改善肌肉的力量，同时也能强化肌肉的控制能力，从而使其能够进行平滑且协调的运动。

2. 重力训练

重力训练是指利用外力如自由重力、负重器械等进行肌肉训练，以增强肌肉力量。包括自由重力训练、阻力器械训练和弹力抗阻训练等（见图1-3）。

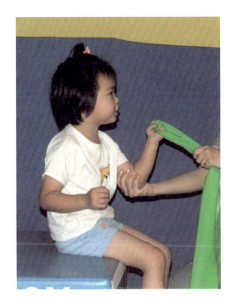

图 1-3 弹力抗阻训练

3. 姿势训练

姿势训练是指通过改变身体姿势来调整肌肉的收缩方式，以达到增强肌肉力量的效果。如俯卧位下前臂支撑、肘支撑、手支撑、四点跪位、高跪位、坐位、立位等姿势训练。

4. 电刺激训练

电刺激训练利用电流对肌肉进行电刺激，引起肌肉收缩，增强肌肉力量。包括直流电刺激、脉冲电刺激、高压电刺激等。

5. 瑜伽训练

瑜伽训练利用瑜伽体式和呼吸练习，通过舒展肌肉、调整身体平衡来增强肌肉力量。

6. 柔韧性训练

柔韧性训练可以促进关节活动度、防止肌肉损伤、提高身体灵活性和平衡感。包括肌肉拉伸、瑜伽体式等。

（三）牵伸软组织的技术与方法

牵伸软组织是物理治疗中常用的一种功能训练方法，它可以提高身体的柔韧性、扩大关节的运动范围、减少肌肉紧张等。常用的牵伸软组织的技术和方法包括以下几种。

1. 静态伸展

静态伸展通过保持一定时间内的姿势来伸展某个肌肉或肌群。例如，单膝跪立，向前倾斜身体将后侧的髋关节伸展，从而拉伸髋屈肌（见图1-4）。

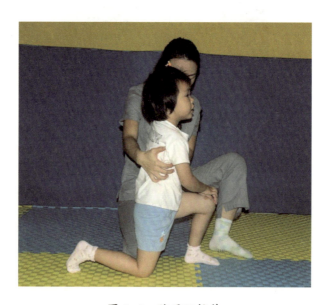

图 1-4　髋屈肌拉伸

2. 动态伸展

动态伸展通过交替运动来伸展某个肌肉或肌群。例如，手臂交叉于胸前，然后慢慢地向外侧扭转身体，伸展肩部肌肉。

3. 软组织释放

软组织释放通过对肌肉或软组织施加缓慢而持久的压力或揉、捏、拿、按等方式来放松紧张的肌肉或软组织。例如，按摩肩部肌肉，以释放肌肉紧张。

4. 神经动态牵伸

神经动态牵伸通过伸展神经、软组织和肌肉来缓解神经痛和肌肉紧张。例如，坐在地上，将腿伸直，然后轻轻地拉起脚，伸展坐骨神经。

（四）基于神经生理法则的治疗技术

基于神经生理法则的治疗技术是物理治疗领域中一种重要的功能训练方法。其基本原理是利用神经系统的可塑性，通过一系列的训练和刺激来改变大脑神经回路和运动控制系统的功能。这类方法包括以下几种治疗技术。

1. 基于神经可塑性的运动训练

基于神经可塑性的运动训练，通过大量反复的运动练习，利用大脑神经回路的可塑性，刺激大脑神经发育重塑或代偿，以提高儿童的运动能力和日常生活自理能力。

2. 长期低强度训练

长期低强度的运动训练，可刺激大脑神经回路的可塑性，达到增强儿童运动能力的目的。

3. 视觉反馈训练

视觉反馈训练通过让儿童观看自己进行某项运动的过程，刺激大脑神经回路的可塑性，以改善儿童的运动能力。

4. 感觉反馈训练

感觉反馈训练通过外部刺激，如声音、光、电等，让儿童感受到自己的运动过程，刺激大脑神经回路的可塑性，以提高儿童的运动能力和日常生活自理能力。

5. 微刺激训练

微刺激训练通过微弱的电刺激、光刺激等方法，刺激神经系统，促进神经回路的可塑性，以改善儿童的运动能力。

（五）基于运动控制理论的治疗技术

基于运动控制理论的治疗技术是指运用运动控制理论及相关知识来指导康复治疗的一种方法。其核心理论是通过优化运动控制策略来改善肌肉控制、姿势控制和运动协调等方面的功能障碍。以下是几种基于运动控制理论的治疗技术。

1. 动态体位控制

该技术旨在通过调整肌肉张力和协调来改善姿势控制能力，重点在于训练肌肉对关节位置和速度的控制能力，以提高运动的稳定性和效率。

2. 动力学肌力控制

该技术侧重于通过提高肌肉力量和肌肉控制能力来改善关节稳定性和运动效率。它包括了许多基于强化肌肉反应的训练方法，如平衡训练、核心力量训练、速度控制训练等。

3. 运动学分析

该技术通过对运动学参数的测量和分析，以评估和诊断肌肉功能障碍，通过了解肌肉的受伤程度和运动控制策略的不同，制订相应的治疗计划和康复方案。

4. 运动学反馈

该技术通过使用运动捕捉设备来实时监测儿童的姿势和运动，并将反馈信息传递给儿童，以帮助其改善运动控制和姿势控制能力。它能够帮助儿童提高对自身姿势和运动的认知，从而更好地调整运动策略，提高运动效率和稳定性。

（六）增强心肺功能的技术与方法

增强心肺功能是物理治疗中的一个重要训练目标，以下是常用的技术和方法。

1. 有氧运动训练

中低强度、长时间的有氧运动，如步行、慢跑、游泳等，可以增强心肺功能、提高心肺耐力和氧气摄取能力。

2. 阻力训练

利用弹力带、哑铃等器械进行肌肉抗阻训练，可以增强肌肉力量和耐力，提高心肺功能。

3. 呼吸肌训练

利用呼吸肌训练器、气道阻塞器等器械，进行呼吸肌的力量和耐力训练，可以提高呼吸肌的功能，从而增强心肺功能。

4. 间歇性运动训练

高强度、短时间的间歇性运动，如跳绳、爬楼梯等，可以提高心肺功能、增强心肺耐力。

5. 心肺康复训练

针对具有心肺功能障碍的儿童进行的系统的心肺康复训练，包括有氧运动训练、阻力训练、呼吸肌训练等，可恢复和提高儿童心肺功能。

三、物理因子治疗范畴

（一）电疗法

电疗法是物理治疗中常用的一种技术，利用电流作为治疗手段，通过刺激神经、肌肉、穴位等，达到治疗和康复的目的。电疗法包括多种不同类型的治疗方法。

1. 直流电疗法

使用直流电刺激，利用其对人体产生生物理化作用的基础，可起到促进骨折愈合、消炎、镇静和兴奋等作用。

2. 低频电疗法

低频电疗法指采用频率在 1 000Hz 以下的脉冲电流进行治疗的方法，可起到兴奋神经肌肉、镇痛、促进局部血液循环等作用。

3. 中频电疗法

中频电疗法指采用频率在 1 000~100 000Hz 的脉冲电流进行治疗的方法，可起到促进局部血液循环、镇痛、消炎、软化瘢痕等作用。

4. 高频电疗法

高频电疗法指采用频率在 100kHz~300 000MHz 的高频电流进行治疗的方法，可改善血液循环、镇痛、消炎、加速组织生长修复等作用。

5. 电针疗法

结合针刺和电刺激疗法，用电针刺激穴位，可起到促进血液循环、镇痛、调节神经系统等作用。

（二）光疗法

光疗法是利用可见光、紫外线、红外线等光谱范围内的光能治疗疾病的一种物理疗法，主要包括以下几种。

1. 可见光治疗法

可见光治疗法指使用特定波长和强度的可见光，如蓝光、绿光、黄光等，对皮肤病、烧伤、创伤、炎症等疾病进行治疗。

2. 紫外线治疗法

紫外线治疗法包括利用 UVA、UVB、UVC 等波长的紫外线治疗，主要用于皮肤病、类风湿关节炎、光敏性疾病等的治疗。

3. 红外线治疗法

红外线治疗法利用红外线的温热效应，可缓解肌肉痉挛、镇痛、消炎、促进组织再生、软化瘢痕等。

4. 激光治疗法

通过激光可对各种疾病进行治疗，如肌肉骨骼疾病、皮肤病、眼科疾病等。常用的激光治疗方法包括低能量激光治疗、高能量激光治疗等。

（三）超声波疗法

超声波疗法是一种利用高频声波在人体内部产生机械振动，从而达到促进局部血液循环、增加软组织可塑性、消除肌肉疼痛、促进软组织修复等治疗作用的物理治疗手段。超声波疗法有两种类型：连续波超声和脉冲波超声。常见的超声治疗仪器包括超声波治疗仪、超声波导入仪等。在治疗中，医生将超声波治疗仪或超声波导入仪放置于儿童的皮肤表面，通过控制超声波的频率和强度，使其能够渗透到人体深处的组织中。超声波的机械作用、温热作用和理化作用可以改善局部血液循环、促进物质代谢、刺激神经肌肉反应、加速软组织修复等作用，适用于多种病症的治疗。

（四）磁疗法

磁疗法是利用不同频率、强度的磁场对人体进行治疗的一种物理疗法。常用的磁疗法包括静磁疗法、脉冲磁疗法、交变磁场疗法等。静磁疗法是将磁铁或磁片等磁体直接放置并固定于疼痛部位或穴位，作用时间较长；脉冲磁疗法是利用脉冲磁场对身体进行治疗，具有刺激神经、改善血液循环、促进骨骼生长等作用；交变磁场疗法是利用交变磁场对身体进行治疗，主要用于骨质疏松、关节炎等病症的治疗。磁疗法作为一种安全、无创、无副作用的物理疗法，被广泛应用于临床。

（五）水疗法

水疗法是一种利用水的物理特性进行治疗的方法，通过水的浮力、阻力、热传导等特性，达到治疗和康复的效果。水疗法的常用方法包括以下几种。

1. 温泉疗法

利用天然温泉的水质和温度等因素进行治疗，可以缓解各种疼痛和疾病。

2. 水中运动疗法

水中运动疗法包括水中散步、游泳、打水球等，可以提高身体的协调性、平衡性、柔韧性和整体耐力，缓解关节和肌肉的疲劳。

3. 水浴疗法

将躯干整体或局部浸泡在特定温度和药物浓度的水中，可以达到消炎、杀菌、促进血液循环等作用。

4. 水中推拿疗法

将按摩和推拿等手法应用于水中，可以增强按摩和推拿的效果，同时减轻儿童的体重和重力负担，有助于治疗和康复。

5. 水中牵引疗法

利用水的浮力和阻力特性，对儿童的身体进行牵引和拉伸，可以缓解关节僵硬、肌肉萎缩等问题。

（六）生物反馈疗法

生物反馈疗法是一种基于生物反馈原理的治疗方法，通过监测人体内生理指标（如心率、呼吸、肌肉电位等）并将其反馈给儿童，帮助他们发挥主观意识和控制自身的生理反应，达到治疗的目的。生物反馈疗法可以通过电脑、仪器等方式收集和展示生理指标的数据，帮助儿童理解自身生理反应，并通过训练和练习达到自我调节和恢复生理平衡的效果。生物反馈疗法通常应用于治疗焦虑、抑郁、头痛、失眠、高血压等疾病。

（七）牵引疗法

牵引疗法是一种通过拉伸脊柱、关节和肌肉等组织，从而改善神经和肌肉功能的物理治疗方法。具体来说，该疗法通过施加持续的牵引力来拉伸脊柱，以减少脊柱关节的压力、扩大椎间隙、缓解压迫神经的情况，达到减轻疼痛、改善姿势、提高关节活动度的效果。常见的牵引疗法包括机械牵引疗法、手动牵引疗法和水中牵引疗法等。

（八）其他物理因子方法

除了上述提到的物理因子方法外，还有一些其他的物理因子方法。

1. 气压治疗法

通过给儿童施加高压氧气或低压氧气，以达到促进血管扩张、促进血液循环、缓解疼痛、促进伤口愈合等目的。

2. 低温疗法

利用低温刺激身体产生一系列生理反应，如收缩血管、减少炎症反应、减轻疼痛等。

3. 压力疗法

压力疗法是通过对肢体施加压力，从而治疗疾病的方法。

4. 介入治疗法

通过导管等器械进入体内，对病变部位进行治疗，如血管内支架植入、射频消融、介入性手术等。

5.传导热治疗法

传导热治疗法是以各种热源为传导体，将热直接传导给机体，从而治疗疾病的一种治疗方法。

四、手法治疗

手法治疗是物理治疗的一种方法，指通过手部技巧对身体某一部位或组织进行治疗。手法治疗包括多种技术，如按摩、推拿、刮痧、拔罐等，常用于改善肌肉、关节和软组织的功能和活动度。手法治疗可以缓解疼痛、减轻炎症、增加血液循环、促进代谢和组织修复等，是物理治疗中非常重要的一部分。手法治疗需要由经过专业培训的物理治疗师进行操作，根据不同病情和个体情况选择合适的技术进行治疗。

第二节　物理治疗对人体的作用

一、运动治疗的作用

物理治疗对人体有多种作用，其中运动治疗是一项重要的治疗手段。运动治疗是利用各种功能活动来促进人体康复和健康的一种治疗方法，其作用包括以下几个方面。

（一）增强肌肉力量

各种有针对性的体育运动，可促进肌肉的发育，增强肌肉力量，改善人体运动能力。

（二）提高心肺功能

有氧运动、无氧运动等各种体育运动，可提高心肺功能，增强心肺耐力，促进新陈代谢。

（三）提高平衡能力

各种平衡训练的方法，可提高人体平衡能力，降低跌倒风险，提高生活质量。

（四）恢复关节活动度

各种关节活动性训练、牵引疗法等手段，可恢复关节活动度，减轻关节疼痛和僵硬感。

（五）改善姿势和体位

各种体位训练、手法矫正等手段，可纠正不良姿势和体位，预防或改善脊柱侧弯、圆肩、驼背等体态问题。

二、物理因子治疗的作用

物理因子治疗指利用物理手段（如热、冷、电、光、声等）对人体进行治疗的方法。它能够对人体的组织和器官产生一定的生理和生化效应，从而达到治疗的目的。

常见的物理因子治疗包括电疗法、光疗法、超声波疗法、磁疗法、水疗法等，它们能够通过不同的机理发挥治疗作用。具体来说，物理因子治疗可以产生以下作用。

（一）缓解疼痛

热疗法、冷疗法、电疗法等能够刺激神经末梢或影响痛觉传递，减轻疼痛。

（二）消炎、杀菌

光疗法、超声波疗法等能够促进炎症消散，减轻炎症反应；同时还能通过杀死细菌来预防感染。

（三）促进组织修复和再生

物理因子治疗能够促进细胞代谢，促进组织修复和再生。例如，超声波疗法可以增加细胞膜通透性，促进细胞内物质交换，加速软组织的修复和再生。

（四）促进血液循环

物理因子治疗可以通过各种机制促进血液循环，增加局部组织的营养和氧气供应，促进物质代谢。例如，热疗法和光疗法可以扩张血管，增加血流量，促进局部血液循环。

（五）改善肌肉和关节功能

物理因子治疗能够通过增加力弱肌群肌力、放松紧张肌群、扩大关节活动范围、减少肌肉痉挛等方式，改善肌肉和关节的功能。

综上所述，物理因子治疗具有多种作用，可以针对不同症状和病症进行治疗，对康复和健康保健都有重要作用。

第三节　物理治疗方法的发展及展望

一、物理治疗学发展简史

（一）物理治疗学的形成

1. 西方物理治疗的起源

西方物理治疗的起源可以追溯到古希腊时期。在古希腊时期，体育运动是一种重要的文化和娱乐活动。古希腊人相信，通过运动可以增强身体的健康和力量。医学也受到了体育运动的影响，医师们开始使用某些形式的体育锻炼来治疗患者。古希腊著名的医学家希波克拉底就强调了运动在治疗疾病中的重要性，他认为运动可以帮助恢复和保持身体的健康。

随着时间的推移，物理治疗不断发展与完善，欧洲的医学学术界也出现了一批重要的物理治疗学家和临床医生，如瑞典的珀尔·亨利克·林格（1776~1839）和德国的詹德（1835~1920）等，他们对物理治疗的研究和发展作出了重要的贡献。19世纪中期以后，随着医学的发展和进步，物理治疗也逐渐成为了一门独立的学科，并得到了广泛的应用。

2. 中国物理治疗的形成

中国物理治疗的形成可追溯到古代中医。在中国古代的《内经》中，就有关于按摩、推拿、针灸等物理治疗方法的记载。随着时间的推移，这些方法逐渐发展为更加系统化的物理治疗方法，如推拿按摩疗法、温灸疗法、气功疗法等。这些方法在中医传统中被广泛应用于各种疾病的治疗，并且被证明具有一定的疗效。随着现代医学技术的发展，许多中医物理治疗方法也被引入现代物理治疗中。

（二）现代物理治疗学的发展

现代物理治疗学是在 20 世纪初期形成的，最初主要应用于战争中的伤员康复。随着医学科技的发展和对疾病康复的认识逐渐深入，物理治疗学逐渐成为医疗康复领域不可或缺的一部分。自 20 世纪 30 年代，美国物理治疗师协会成立，开始对物理治疗师的教育和临床实践进行标准化和规范化管理，逐步建立了物理治疗学的学科体系和治疗方法。自 20 世纪 50 年代起，药物治疗和手术治疗技术飞速发展，物理治疗作为一种非侵入性、无创伤、低成本的治疗方式逐渐得到更广泛的应用。

近年来，随着生物医学工程和信息技术的不断发展，物理治疗学也得到了快速发展。一些新的治疗方法和技术，如计算机辅助康复训练、虚拟现实康复、智能化康复装置等，逐渐应用于物理治疗学中，为患者提供更加精准、有效的个性化康复治疗。此外，物理治疗学也在越来越广泛的范围内应用，如运动医学、康复医学、老年医学等领域，为人类健康事业发展作出了重要贡献。

（三）物理治疗学发展的社会需求

随着人口老龄化和现代社会生活方式的改变，慢性疾病和运动系统疾病的患病率不断上升，这些疾病需要长期的康复治疗。此外，现代医疗技术的不断发展，使得许多疾病可以得到更有效的治疗，但同时也给患者带来了更多的身体创伤和手术后的康复需求。在这种情况下，物理治疗作为一种非侵入性的治疗手段，受到越来越多的关注和重视。物理治疗师运用各种物理因子和技术，能够帮助患者缓解疼痛、促进康复、恢复功能，提高生活质量，回归家庭，融入社会，因此物理治疗在现代医疗领域中具有不可替代的作用。

1. 人类对健康认识的转变

随着科技的不断进步和人类对健康认识的不断提高，物理治疗作为一种非侵入性、安全、有效的康复手段，受到越来越多的关注，人们对它的社会需求也不断增加。现代社会，人们的生活方式发生了巨大的改变，工作生活压力大、久坐不动、运动不足等问题导致了许多健康问题的出现，如肌肉骨骼疾病、神经系统疾病、心血管疾病等。这些疾病对患者的身体和心理健康带来了严重的影响，物理治疗作为一种可行的康复方式，可以帮助患者恢复身体的功能，提高生活质量。此外，老龄化社会的到来也加大了对物理治疗的需求，许多老年人面临着身体机能下降、疾病复杂多发等问题，需要接受物理治疗来维持身体健康。因此，物理治疗学的发展与社会的健康需求密切相关。

2. 老年人口及老年病患者增多

随着经济的发展和人们生活水平的提高，人口平均寿命延长，老年人口增多，老年病或慢性病（如心脏病、脑血管和癌症）随之增多，迫切需要进行康复介入，因此，物理治疗显得格外重要。仅以脑血管意外存活患者为例，积极的康复治疗（以物理治疗为主）可使90%的存活患者能重新步行和生活自理，30%的患者能恢复到进行一些较轻的工作。相反，如果没有康复治疗，恢复的百分率相应地只有6%和5%。

3. 工伤、交通事故增多

随着工业与交通的日益发达，工伤和车祸致残的绝对人数也相应增多，伤残患者对康复治疗的迫切需求，促进了物理治疗的发展。这些患者功能的恢复，除了医学的发展之外，一个重要的治疗手段就是康复治疗，特别是物理治疗（如功能训练、各种物理因子的应用以及中医中的针灸、按摩、中医锻炼等）。

4. 慢性病患者增多

医学的发展以及对各类危害人类健康疾病（如先天性疾病、心脑血管疾病、癌症等）的早期监控和介入，使得死亡率明显降低，但生存者多留有不同程度的功能障碍，需要接受物理治疗。如心肌梗死患者中，参加康复治疗者的死亡率比不参加者低36.8%。据推算，我国目前有2亿多慢性病患者。

二、物理治疗师的培养

（一）国外物理治疗师的培养

1. 起源

国外物理治疗师的培养可以追溯到二战后时期。当时，战争导致了大量的伤员和残疾人，需要物理治疗来恢复他们的身体功能。美国的"灵魂计划"为退伍军人提供了免费的物理治疗师培训课程，很多人接受了这种培训，成为了物理治疗师。

此后，物理治疗师在美国的医疗系统中逐渐得到认可和重视，物理治疗师的培训机构也逐渐建立起来。20 世纪 50 年代，美国各地开始设立物理治疗师的培训课程，如密歇根大学和麻省理工学院等知名大学都开设了物理治疗师的培训课程。

除了美国，欧洲、澳大利亚、加拿大等国家和地区也逐渐建立了物理治疗师的培训体系。欧洲的物理治疗师培训体系比较复杂，每个国家都有不同的规定和要求。如澳大利亚和加拿大的物理治疗师培训以大学教育为主，培养出了大量的物理治疗师。

总的来说，国外物理治疗师的培养起源于二战后，经过几十年的发展，逐渐形成了一套完整的物理治疗师培养体系。不同国家和地区的物理治疗师培训体系在教育内容、培养模式等方面都具有不同的特点和优势。

2. 国际物理治疗组织

国际物理治疗组织是指全球各地的物理治疗师组成的专业性组织，旨在促进物理治疗的发展、提高物理治疗的标准和质量、促进物理治疗在全球范围内的普及和应用。

以下是几个国际物理治疗组织的介绍。

（1）国际物理治疗协会（World Confederation For Physical Therapy，WCPT）：成立于 1951 年，是全球最大、最具影响力的物理治疗组织之一。其总部位于英国伦敦，代表了全球 120 多个国家和地区的物理治疗协会和团体。WCPT 旨在促进物理治疗学科的全球发展，提高物理治疗的标准和质量，为世界各地的物理治疗师提供职业支持和服务。

（2）美国物理治疗协会（American Physical Therapy Association，APTA）：成立于 1921 年，总部位于美国弗吉尼亚州。APTA 是美国最大的物理治疗专业组织，代表了美国境内 10 万多名物理治疗师和物理治疗助理。其宗旨是提高物理治疗的质量和标准，促进物理治疗在各个领域的应用和发展。

（3）澳大利亚物理治疗协会（Australian Physiotherapy Association，APA）：成立于 1904 年，总部位于澳大利亚墨尔本。APA 是澳大利亚最大的物理治疗组织，代表了澳大利亚境内超过 25 000 名物理治疗师和辅助物理治疗师。其宗旨是推广和发展物理治疗学科，提高物理治疗的质量和标准，为患者提供优质的物理治疗服务。

（4）欧洲物理治疗协会（Europe Region of World Confederation for Physical Therapy，ER-WCPT）：成立于 1974 年，是欧洲地区最大、最具代表性的物理治疗组织之一。ER-WCPT 代表了欧洲 40 多个国家的物理治疗协会和团体，致力于推动欧洲地区物理治疗学科的发展和提高物理治疗的标准和质量。

3. 国际上的物理治疗师培训

国际上的物理治疗师培训通常包括两个主要方面：学术方面的培训和实践方面的培训。以下是一些国际上常见的物理治疗师培训形式。

（1）学术课程培训：许多国家和地区的大学提供物理治疗专业的学术课程，包括本科和研究生课程。这些课程通常包括理论课程和实践培训，包括实验室学习和研究项目等。

（2）临床实习：在完成学术课程培训之后，物理治疗师通常需要进行一定时间的临床实习，以获得实践经验。这些实习通常由物理治疗专业机构或医疗机构提供。

（3）继续教育：在成为一名注册物理治疗师后，物理治疗师需要不断进行继续教育以更新知识和技能。这些继续教育通常包括参加专业会议、研究项目、参加培训课程和自学等。

（4）在线教育：随着网络技术的发展，越来越多的物理治疗师开始通过在线课程和培训来更新知识和技能。这些在线教育通常由物理治疗专业机构或大学提供。

（5）国际交流：许多国际组织和机构提供物理治疗师之间的交流和合作机会，包括国际物理治疗协会和其他相关组织。这些交流通常包括参加国际会议、短期交换访问、研究合作和志愿者项目等。

（二）国内物理治疗师的培养

中国物理治疗师的培养教育历史可以追溯到 20 世纪 50 年代初。当时，我国开始开展康复医疗工作，物理治疗作为其中的重要组成部分，也开始逐步发展。1952 年，北京医学院（现北京大学医学部）成立了物理治疗专业，是我国开设物理治疗专业的第一所高等医学院校。此后，全国各大医学院校陆续开设了物理治疗专业。同时，一些大型综合性医院和康复医院也开始设立物理治疗科，培养物理治疗师。

随着康复医学的发展和社会需求的加大，我国的物理治疗师培养教育不断完善和发展。现在，我国已有众多医学院校和职业教育机构开设了物理治疗专业或相关专业，培养出了大量高水平的物理治疗师。同时，国内各级医院和康复机构也在加强对物理治疗师的培训和培养，提高物理治疗师的专业技术水平和服务能力。

（三）康复治疗师学术团体

目前国内康复治疗师的学术团体有以下几个。

（1）中国康复医学会康复治疗专业委员会：成立于 1987 年，是中国康复医学会下属的专业委员会之一，是我国康复治疗领域的学术权威组织，旨在推动康复治疗学科的发展和促进康复治疗领域的学术交流。

（2）中国康复医学会神经康复学分会：成立于 1992 年，是中国康复医学会下属的分会之一，是国内最早成立的神经康复学术团体之一，致力于促进神经康复学科的发展和推广神经康复治疗技术。

（3）中国康复医学会小儿康复学分会：成立于 2007 年，是中国康复医学会下属的分会之一，致力于推动小儿康复学科的发展和促进小儿康复治疗技术的提高。

（4）中国运动医学学会康复医学分会：成立于 1993 年，是中国运动医学学会下属的分会之一，旨在推动康复医学学科的发展和促进康复治疗技术的提高，尤其是在运动康复领域的研究和应用方面有较为显著的成绩。

这些学术团体在推进康复治疗学科发展和促进康复治疗技术的提高方面发挥了重要的作用，通过学术交流、专业研究、培训和指导等多种方式，为国内康复治疗师的职业发展提供了重要支持。

第二章 关节活动技术

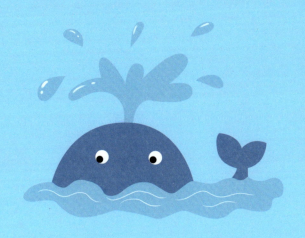

第一节　关节活动技术概述

关节活动技术是一种物理治疗方法，主要用于改善儿童的关节功能障碍和减轻疼痛、活动受限等症状。这种技术可以通过手法操作或专业器械来完成，旨在帮助儿童扩大关节的活动范围，提高关节的柔韧性，以促进关节的正常运动和功能。

一、关节活动基础

（一）关节的构成

1. 基本构成

关节是人体骨骼系统中连接两个或多个骨头的结构，允许骨头在关节处产生相对运动。关节由骨头、软骨、滑液、关节囊和关节韧带等组成。这些结构共同协作，使得关节能够顺畅地运动，并提供必要的支持和稳定性。

（1）骨头：关节中连接在一起的骨头是构成关节的主要组成部分。骨头在关节中的作用是提供结构支撑和运动功能。

（2）软骨：关节表面的软骨是一种光滑、均匀的组织，有助于减少骨头之间的摩擦，并提供缓冲和支持功能。软骨组织是一种没有血液供应的组织，营养需要从周围的滑液中获取。

29

（3）滑液：滑液是一种黏稠的液体，由关节滑膜细胞分泌，存在于关节囊中。它的作用是减少骨头之间的摩擦，并提供营养和氧气供应给软骨组织。

（4）关节囊：关节囊是包裹着关节的一层薄膜，由滑膜和韧带组成。它的作用是保护关节，并提供营养和氧气供应给软骨组织。

（5）关节韧带：关节韧带是连接骨头的纤维组织，包裹在关节囊内，提高关节稳定性，为关节提供支撑。

2.辅助结构

除了基本构成部分外，关节还有一些辅助结构，它们对于关节的稳定性、支持和运动功能都起到了重要的作用。以下是一些常见的关节辅助结构。

（1）肌肉：肌肉通过肌腱连接到骨头，提供动力和控制关节的运动。肌肉还可以提高关节的稳定性和支撑关节，保护关节免受损伤。

（2）脂肪垫：在一些关节中，如膝盖和肘关节，关节面上有脂肪垫，它们可以提供额外的缓冲和支持。

（3）神经：神经通过向肌肉和其他组织发送信号，控制关节的运动和感觉。有些关节还有痛觉神经，可以感知疼痛。

（4）血管：血管提供营养和氧气给关节及其组成部分，有助于维持关节的健康和功能。

（二）关节的类型

1.按关节运动状态划分

根据关节的运动状态，可以将关节分为不动关节、少动关节和活动关节三种类型。

（1）不动关节：不动关节也叫固定关节，它们的骨头之间没有任何运动。这种关节在人体中比较少见，例如头颅骨。

（2）少动关节：少动关节也叫半球面关节或滑移关节，这种关节的骨头之间可以进行有限的运动。少动关节的运动方式包括滑动、旋转和屈曲等，例如脊椎间的关节和骶髂关节等。

（3）活动关节：活动关节也叫真正的关节，它们的骨头之间可以进行多种运动，如屈曲、伸展、旋转、外展和内收等。活动关节的类型包括球窝关节、鞍状关节、滑车关节、齿轮关节、双轴关节和单轴关节等。例如肩关节和髋关节就是球窝关节，手腕关节就是滑车关节。

2.按关节结构和运动方式划分

根据关节的结构和运动方式，可以将关节分为单轴关节、双轴关节和多轴关节三种类型。

（1）单轴关节：单轴关节也叫铰链关节，它们的运动只在一个轴线上进行。例如肘关节和膝关节就是典型的单轴关节。

（2）双轴关节：双轴关节的运动在两个轴线上进行，使关节具有更广泛的运动范围。例如，拇指的第一掌指关节就是双轴关节，可以进行屈曲、伸展、外展和内收等多种运动。

（3）多轴关节：多轴关节也叫球窝关节，它们的运动在三个或更多的轴线上进行，使关节具有最大的运动范围。例如，肩关节和髋关节就是典型的多轴关节，可以进行多种运动，如屈曲、伸展、外展、内收、外旋和内旋等。

（三）关节的活动

1.运动轴

关节的活动是通过骨头在关节面上的相对滑动来实现的。在进行关节活动时，骨头绕着特定的轴线旋转或移动。这个轴线被称为运动轴，也称为旋转中心或关节中心。不同类型的关节具有不同的运动轴。

（1）单轴关节的运动轴是单一的，通常是横轴或纵轴。例如，肘关节的运动轴是横轴，膝关节的运动轴是纵轴。

（2）双轴关节的运动轴是两个相交的轴线，通常是垂直于彼此的横轴和纵轴。例如，拇指的第一掌指关节有两个运动轴，即横轴和纵轴。

（3）多轴关节的运动轴是三个或以上的轴线，它们交汇在一个点上，形成三维的运动轴。例如，肩关节有三个运动轴，分别是横轴、纵轴和矢状轴。

在进行关节活动时，关节固定的骨头被称为静止骨，而另一个可以移动的骨头被称为运动骨。关节的运动方向是由运动骨相对于静止骨的运动轨迹所决定的。

2. 运动平面

关节的运动轨迹不仅是由运动轴决定的，还受到运动平面的影响。运动平面是关节的一个想象平面，它包括关节面上的所有可能的运动方向。

不同类型的关节具有不同的运动平面，但每个关节的运动平面通常是在其解剖结构中固定的。在进行关节活动时，运动骨相对于静止骨的运动方向必须在运动平面内。

以下是一些常见的关节和它们的运动平面。

（1）膝关节：膝关节的运动平面是矢状面，它包括向前和向后的移动以及内侧和外侧的倾斜。

（2）肘关节：肘关节的运动平面是冠状面，它包括伸展和屈曲的运动。

（3）肩关节：肩关节的运动平面是前斜面，它包括内旋和外旋、屈曲和伸展、外展和内收。

（4）髋关节：髋关节的运动平面是冠状面，它包括屈曲和伸展、内旋和外旋、外展和内收。

3. 运动方向

关节是连接骨头的部位，能够使骨头相对运动，实现身体的各种运动。不同关节的运动方向和范围各不相同，下面是一些常见关节的运动方向。

（1）肩关节：向前屈曲、向后伸展、向外旋转、向内旋转、向上外展和向下内收等运动方向。

（2）肘关节：屈曲和伸展等运动方向。

（3）腕关节：屈曲、伸展、向尺侧（小指侧）偏移和向桡侧（拇指侧）偏移等运动方向。

（4）髋关节：屈曲、伸展、向外旋转和向内旋转、内收、外展等运动方向。

（5）膝关节：屈曲和伸展等运动方向。

（6）踝关节：背屈、跖屈、内翻和外翻等运动方向。

4.关节活动的类型

关节活动依据用力的程度不同可分为主动关节活动、主动一助力关节活动、被动关节活动。

（1）主动关节活动：支配关节的肌肉随意收缩，所产生的运动弧为主动关节活动。

（2）主动一助力关节活动：支配关节的肌肉随意收缩，外加一定的助力使关节运动所产生的运动弧为主动一助力关节活动（见图2-1）。

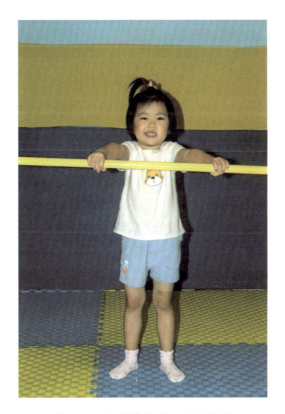

图2-1　肩关节主动—助力活动

（3）被动关节活动：完全由外力来完成，使关节活动所通过的运动弧为被动关节活动（见图2-2）。

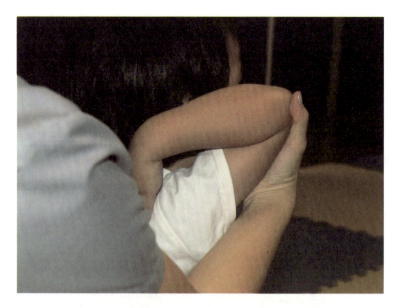

图 2-2　肩关节被动活动

5. 关节的活动度和稳定性

关节的活动度和稳定性是组成关节正常功能的两个重要方面。

关节的活动度是指关节能够自由移动的范围或程度。不同关节具有不同的活动度，取决于其解剖结构和关节类型。例如，肩关节具有较大的活动度，允许大范围的旋转和抬举运动，而髋关节具有较小的活动度，主要进行屈曲和伸展运动。

关节的活动度受到多种因素的影响，包括关节结构、肌肉弹性、韧带和关节囊的限制、周围组织的柔韧性等。适度的关节活动度对于人们正常的生理功能和日常活动至关重要。

然而，关节的活动度必须与关节的稳定性相平衡。关节的稳定性指的是关节在运动中能够保持稳定和受力均衡的能力，以防止不必要的关节脱位或损伤。关节稳定性主要由韧带、肌肉和周围结构的支持和控制来维持。

当关节的稳定性不足时，可能导致关节松弛、易脱位或过度活动，增加受伤的风险。相反，当关节过度稳定时，可能导致关节运动受限，影响功能和活动能力。

保持适当的关节活动度和稳定性对于身体健康和运动能力至关重要。适当的运动、柔韧性训练、肌肉力量和平衡训练等有助于维持和提高关节的活动度和稳定性。对于存在关节问题的个体，如损伤或疾病，可能需要特殊的治疗和康复措施来恢复关节的功能和稳定性。

二、影响关节活动的主要因素

关节的活动度和稳定性受多种因素的影响，以下是一些常见的影响因素。

（一）关节结构

每个关节的解剖结构决定了其活动度和稳定性。某些关节具有天然较大的活动范围，如肩关节，而其他关节则受到较大限制，如髋关节。关节的骨头、软骨、滑液、关节囊和关节韧带等结构的形状、大小和弹性都对活动度和稳定性起着重要作用。

（二）肌肉强度和柔韧性

肌肉对于维持关节的稳定性和控制运动起着重要作用。强大而平衡的肌群可以提供关节支持和稳定性，减少关节受伤的风险。柔韧的肌肉和筋膜可以增加关节的活动度，同时保护关节免受过度应力和损伤。

（三）关节韧带和关节囊的完整性

关节韧带和关节囊是提供稳定性的重要结构。损伤或松弛的关节韧带会导致关节不稳定和活动度的限制。相反，过度紧张的关节韧带可能限制关节的正常活动度。

（四）神经控制和反应速度

神经系统对于协调和控制关节运动起着关键作用。快速和准确的神经反应可以维持关节的稳定性，并促使关节在需要时进行适当的动作调整和控制。

（五）外部因素

外部因素如环境条件、重力、运动表面的稳定性等也会影响关节的活动度和稳定性。例如，运动表面不平整或光滑可能增加关节损伤的风险。

（六）年龄和性别

年龄和性别也可能会影响关节的活动度和稳定性。随着年龄的增长，关节的柔韧性和肌肉强度可能会下降，增加关节受伤和功能受限的风险。此外，男性与女性的肌肉、关节韧带、骨骼等存在生理上的差异，也可能会导致关节活动度和稳定性上的差异。

三、改善关节活动的技术与方法

（一）主动运动

改善关节活动的技术和方法包括以下几个方面，主要侧重于主动运动。

1. 关节活动范围练习

进行关节活动范围的练习可以帮助增加关节的灵活性和活动度。常见的练习包括关节屈伸运动、旋转运动和外展运动。根据需要，可以选择特定关节的练习，如肩关节圆臂摆动、膝关节屈伸等。

2. 柔韧性训练

柔韧性训练有助于增加肌肉和韧带的伸展性，从而改善关节的活动度。静态拉伸、动态拉伸和瑜伽等都是常用的柔韧性训练方法。重点放在关节周围的肌肉群上，如大腿前侧肌群、腰背肌群和肩颈肌群等。

3. 力量训练

强化关节周围的肌肉可以提供更好的支持和稳定性，从而改善关节的活动度。重点放在与目标关节相关的肌群上进行力量训练，如膝关节的屈、伸膝肌群，髋关节的屈、伸髋肌群等。

4. 平衡训练

平衡训练有助于提高关节的控制和稳定性。通过进行单脚站立、平衡板站立和瑜伽平衡姿势等练习，可以加强关节周围肌群的反应和控制能力，提高关节的稳定性。

儿童物理康复教程

5. 动作技巧训练

学习和练习正确的动作技巧可以保护关节免受损伤，并提高关节的活动度和稳定性。例如，学习正确的体态和运动技术，避免关节过度扭曲或受力不均。

6. 温热疗法

在进行关节活动前，可以应用温热疗法，如热敷或热水浴，以促进血液循环和肌肉松弛，从而增加关节的活动度。

请注意，在进行关节活动改善的训练时，要遵循逐渐增加强度和幅度的原则，避免过度用力或过度伸展，以免引起关节、肌肉、关节韧带等损伤。

（二）主动助力运动

改善关节活动的技术和方法中的另一种方法是主动助力运动，也称为主动辅助运动。这种方法通过外部辅助或工具的帮助，协助进行关节活动的运动，以扩大关节的活动范围和提高关节的灵活性。以下是一些常见的主动助力运动技术和方法。

1. 主动助力器械

使用专门设计的助力器械可以帮助进行关节活动的运动。例如，关节牵引器、活动器、伸展器等可以提供辅助力量，帮助扩大关节的活动范围。这些器械通常由专业物理治疗师和监督使用。

2. 伸展绳和弹力带

通过使用伸展绳和弹力带，可以在运动中施加轻微的牵引力，帮助扩大关节的活动范围。例如，使用弹力带固定在腿上进行膝关节伸展，或者使用伸展绳进行肩关节屈伸运动。

3. 伴侣辅助运动

寻求伴侣的帮助以增加关节活动的范围和稳定性。例如，伴侣可以提供支撑和牵引，协助进行关节屈伸、旋转或外展运动。

4. 水疗运动

在水中进行运动可以减轻关节的重力负担，水可以提供浮力和阻力，有助于扩大关节的活动范围提高关节的柔韧性。常见的水疗运动包括水中走路、水中伸展和水中关节活动练习。

5. 功能性训练

通过进行特定的功能性训练，可以模拟日常生活中的动作和活动，诱导儿童练习并主动参与。这种训练侧重于模拟实际运动要求，并通过逐渐增加难度和挑战，改善关节的活动能力。

6. 专业治疗

如果存在严重的关节问题或运动障碍，寻求专业治疗师的指导和治疗是至关重要的。物理治疗师、运动治疗师或康复医师可以根据个体的具体情况制订个性化及针对性强的康复计划，使用各种技术和方法来改善关节活动。

（三）被动运动

改善关节活动的技术和方法中的另一种方法是被动运动，也称为关节被动活动。被动运动是通过外部力量或其他人的帮助来实现关节的运动，而个体本身不主动参与。以下是一些常见的被动运动技术和方法。

1. 牵引和推拿

使用牵引设备或通过推拿手法施加外部力量，帮助关节进行分离、滑动或旋转等活动。这可以帮助扩大关节的活动范围和改善关节的灵活性。

2. 被动关节活动练习

通过专业人员的帮助，在关节近、远端施加适当的力量，帮助关节进行被动运动，包括屈伸、旋转、外展和内收等动作，以帮助维持和改善关节的活动度。

3. 关节牵引器

关节牵引器是一种常用的装置，用于施加持续的牵引力，从而减轻关节的压力并扩大关节间隙。这种设备通常由专业人员监督和调整使用。

4. 传统疗法

一些传统疗法如针灸、中药熏蒸和拔罐等也被认为有助于改善关节活动。这些疗法通常由经验丰富的医师或治疗师进行操作，并根据个体的具体情况制订治疗方案。

5. 康复器械

使用特定的康复器械，如连续被动运动器、关节活动器等，可以帮助进行关节的被动运动。这些器械可以通过自动或机械方式模拟关节的运动，从而改善关节的活动度和灵活性。

（四）持续被动运动

这种方法通过使用特定的康复器械或装置，持续施加适量的外部力量，以实现关节的被动运动。连续被动运动有助于改善关节的活动范围，改善局部软组织的柔韧性和减少关节僵硬感。

1. 作用机制

持续被动运动对关节的作用机制可以通过以下几个方面解释。

（1）关节润滑和营养供应：持续被动运动可以促进关节内液体的循环和分泌，从而提高关节的润滑效果。这有助于减少摩擦和磨损，改善关节的活动度和稳定性。此外，持续被动运动还可以增加关节周围的血液流动，提供充足的氧气和营养物质，促进关节组织的修复和恢复。

（2）肌肉松弛和舒展：持续被动运动可以通过外部力量的作用，促使肌肉松弛和舒展。这有助于缓解肌肉紧张和痉挛，扩大关节的活动范围。同时，持续的关节被动运动还可以帮助改善肌肉的柔韧性和弹性，减少肌肉僵硬感。

（3）关节软组织伸展：持续被动运动可以施加适量的外部力量，促使关节周围的软组织（如关节韧带、肌腱等）进行伸展和拉伸。这有助于增加软组织的弹性和柔韧性，提高关节的稳定性和活动度。

（4）神经系统调节：持续被动运动可以刺激神经末梢，通过反射机制调节神经肌肉的活动。这有助于提高肌肉的协调性和控制能力，提高关节的动作精确度和稳定性。

2. 具体实施方法

（1）康复器械和装置：使用专门的康复器械和装置进行持续被动运

动。这些器械和装置通常包括关节屈伸器、连续被动运动器等，可以根据个体需要进行调整和设置。在使用康复器械和装置时，要确保关节处于正确的位置和角度，并逐渐增加运动的幅度和速度以及运动阻力。

（2）牵引方法：通过应用适当的牵引力，实现关节的持续被动运动。这可以通过手动牵引、重力牵引或机械牵引来实现。牵引方法常用于脊柱和下肢关节的康复，通过加大关节间隙，从而扩大关节的活动范围和减轻关节压力（见图2-3）。

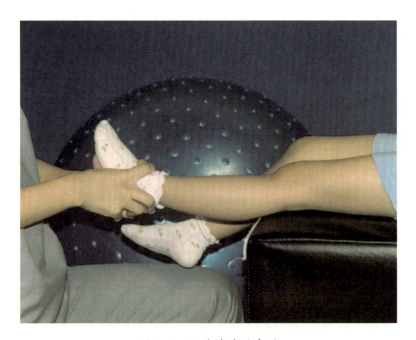

图 2-3　踝关节手动牵引

（3）运动辅助器具：使用运动辅助器具，如绷带、支具或矫形器，实现关节的持续被动运动。这些辅助器具可以通过施加适当的运动助力或阻力，帮助提高关节的稳定性和扩大关节活动范围。

（4）物理治疗技术：物理治疗师可以使用各种物理治疗技术来实施持续被动运动，如热疗、冷疗、电疗等。这些技术可以通过调节温度、电流或其他物理参数，促进关节的松弛和活动。

在实施持续被动运动时，需要注意以下几点。

①选择适当的运动范围和速度，避免过度牵拉或过度压力。

②根据个体的病情和康复进展，调整运动的强度和频率。

③运动期间保持放松和舒适的姿势，避免疼痛或不适感。

④在专业人员的指导下进行持续被动运动，确保安全性和有效性。

（五）肌肉牵伸技术

肌肉牵伸技术是一种常用的物理治疗方法，用于改善肌肉的柔韧性和伸展度，促进肌肉的舒展和放松。以下是几种常见的肌肉牵伸技术。

1. 静态牵伸

静态牵伸是最常见的牵伸技术之一，操作方法是将肌肉逐渐拉伸到一个合适的位置，并保持该位置一段时间（通常为 20~30 秒）。静态牵伸可通过手动方法（使用手臂或配合伸展辅助器械）或重力（重力牵引）来实施。在进行静态牵伸时，应逐渐增加拉伸的幅度及力度，但应避免过度牵伸或暴力牵伸而引起疼痛（见图 2-4）。

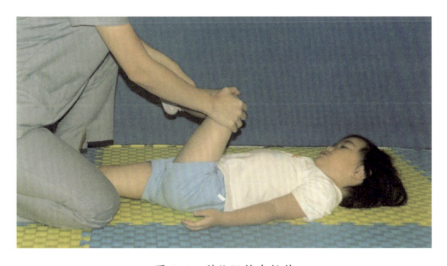

图 2-4　梨状肌静态拉伸

2. 动态牵伸

动态牵伸一般通过手法或专业器械进行操作，以一定的速度和幅度进行肌肉的被动运动。这种方法通常采用连续流畅的动作，通过控制肌肉的收缩和舒张来实现。动态牵伸适用于准备运动前的热身，以提高肌肉的顺应性和灵活性。

3. 保持—放松法

这种技术结合了肌肉的主动收缩和被动伸展。开始时，肌肉主动收缩（通常由另一个人或使用外部力量进行抗阻），然后迅速转变为放松，并在放松状态下进行进一步的伸展。这种技术可以通过促进肌肉的松弛和释放，增加肌肉的伸展度。

4. 本体感觉神经肌肉促进疗法（Proprioceptive Neuromuscular Facilitation，PNF）牵伸

PNF是一种结合肌肉收缩和伸展的高级牵伸技术。它通过连续的收缩和舒张肌肉，以及伸展和放松肌肉，来促进肌肉的舒展和提高肌肉的柔韧性。PNF牵伸法通常需要另一个人的协助，并采用螺旋对角的收缩和伸展的模式进行。

在进行任何牵伸技术之前，请注意以下几点：

（1）先进行热身活动，以增加肌肉的温度和提高血液流动速度，避免运动损伤。

（2）选择适当的姿势和位置，确保牵伸的肌肉得到充分的伸展。

（3）渐进式牵伸，避免过度牵伸或暴力牵伸引起疼痛。

（4）在进行牵伸时保持平稳和舒适，避免剧烈的颤动或强力拉伸。

（六）关节松动技术

关节松动技术是一种旨在增加关节活动度和松弛紧张结构的方法。关节松动技术常用关节的生理运动和附属运动作为手法操作的基础之一，二者密切相关。

生理运动：指关节在生理范围内完成的运动，可由患者主动完成，也可由物理治疗师协助完成，如关节的屈/伸、内收/外展、内旋/外旋等。

附属运动：指关节在允许范围内完成的活动，一般不能够通过关节的主动活动自主完成，而需要他人帮助或借助器具来完成，如关节滑动、滚动、分离等。

以下是几种常见的关节松动技术。

1. 主动松动

这种技术通过主动的动作和肌肉收缩来实现关节的松动。它涉及在一个舒适的范围内进行关节的主动活动，例如循环运动、滚动、摆动等，可以帮助改善关节的活动度，并促进关节润滑和营养供应。

2. 被动松动

被动松动是指通过外部力量施加在关节上来实现松动，可以通过他人的协助或使用辅助器械（如拉力带、伸展杆等）来实现。被动松动可以在舒适的范围内逐渐施加力量，以促进关节的松弛和伸展。

3. 关节牵引

关节牵引是一种通过应用牵引力来分离关节表面，从而减轻压力和增加关节间隙的技术。它可以通过手动牵引、重力牵引或使用特殊的牵引装置来实施。关节牵引可以减轻关节内压力，促进关节液的循环和营养供应。

4. 平衡和稳定训练

平衡和稳定性训练可以帮助改善关节的稳定性和控制能力。包括进行平衡训练、核心稳定性训练和控制性运动训练。通过增强肌肉力量和控制能力，可以提高关节的稳定性，改善关节的运动控制能力。

5. 柔韧性训练

柔韧性训练有助于增加肌肉和软组织的伸展度，从而减轻对关节的过度拉伸，可以通过进行伸展和牵拉运动来实现，如静态牵伸、动态牵伸和PNF 牵伸等。

在实施关节松动技术时，请注意以下几点。

（1）在适当的姿势和位置进行松动，确保舒适和安全。

（2）逐渐增加力量和幅度，但避免过度牵拉或过度压力。

（3）听从专业人员的指导，并根据个体的需求进行调整和个别化。

（4）如果有任何不适或疼痛，应停止松动并咨询专业的医疗保健专家或物理治疗师进行治疗方案的调整。

（七）牵引疗法

牵引疗法是一种物理治疗技术，通过应用牵引力来分离关节表面或拉伸软组织，以减轻压力、改善关节活动度，并缓解相关的疼痛和不适。牵引疗法可以应用于多个部位，包括颈椎、腰椎、肩关节等。以下是几种常见的牵引疗法。

1. 手动牵引

手动牵引是通过医疗保健专业人员使用手法操作技术来施加牵引力。医生或物理治疗师可以使用手部技巧和适当的手法，如推、拉、旋转等，施加适度的力量来分离关节表面或拉伸软组织。

2. 机械牵引

机械牵引是通过使用特殊的设备或牵引装置对关节施加牵引力。这些设备通常包括牵引床、牵引台或特殊的牵引装置。通过调整设备的参数和设置，可以控制施加牵引力的大小和方向、角度，以适应不同部位和个体的需求。

3. 重力牵引

重力牵引利用重力的作用来实现牵引效果。例如，悬挂、倒悬或在水中可以利用重力来分离关节表面和拉伸相关的结构。重力牵引可以通过调整身体的位置和姿势来控制牵引的程度和方向。

牵引疗法的作用机制主要包括以下几点。

（1）分离关节表面：牵引力的应用可以分离关节表面，增加关节间隙，减轻关节的压力和压力点，从而减少关节的磨损和摩擦。

（2）拉伸软组织：牵引力还可以拉伸和舒展紧张的软组织，如肌肉、关节韧带、筋膜等。这有助于减轻软组织的紧张和僵硬，增加其柔韧性和伸展度。

（3）减轻压力：通过减轻关节和相关组织的压力，牵引疗法可以减少疼痛、炎症和不适感，从而提供缓解和舒适。

四、关节活动技术的临床应用

（一）适应证

1. 创伤性关节损伤

创伤性关节损伤包括骨折、脱位、关节半脱位等，关节活动技术可用于康复过程中，帮助儿童恢复正常的关节运动范围。

2. 关节炎

关节炎包括骨性关节炎、类风湿关节炎等，这些情况通常伴随关节疼痛和活动受限，关节活动技术可以减轻疼痛，改善关节功能，提高生活质量。

3. 肌肉和韧带损伤

肌肉和韧带损伤包括如肌肉拉伤、韧带撕裂等，关节活动技术可用于康复治疗，帮助肌肉和韧带的愈合，并防止关节僵硬。

4. 手术后康复

在手术后，关节活动技术可以帮助儿童恢复手术部位的关节功能，预防术后并发症。

5. 神经系统疾病

神经系统疾病包括脑卒中后遗症等，关节活动技术可用于预防关节挛缩和保持关节的柔韧性。

6. 姿势异常

姿势异常包括驼背、脊柱侧弯等，关节活动技术可以帮助改善姿势，预防和减轻相关疼痛。

7. 儿童康复

对于儿童而言，关节活动技术可以用于改善肌肉和关节发育，治疗特定的儿童疾病，如脑瘫。

8. 慢性关节问题

慢性关节问题如滑膜炎、肩周炎等，关节活动技术可以作为一种维持治疗、减轻症状、缓解疼痛的康复手段。

（二）禁忌证

1. 急性感染

如果儿童患有急性感染，如化脓性关节炎，关节活动技术可能会导致感染扩散，因此在这种情况下应该谨慎使用。

2. 骨折未愈合

如果存在未愈合的骨折或骨折愈合不稳定的情况，关节活动技术可能会导致进一步的骨折或损伤。

3. 严重关节不稳定

如果关节非常不稳定，如多次脱位的肩关节，关节活动技术可能会引发进一步的关节损伤。

4. 出血倾向

如果儿童存在严重的出血倾向或抗凝血治疗，关节活动技术可能会增加出血风险。

5. 严重疼痛

在极度疼痛的情况下，关节活动技术可能会加重疼痛，应先控制疼痛再考虑使用。

6. 肿瘤或骨折周围的肿瘤

如果患者有肿瘤或肿瘤疑似，关节活动技术可能会增加肿瘤扩散的风险。

7. 心血管问题

在某些情况下，如严重高血压或心脏问题，需要谨慎使用关节活动技术，以免引发不良反应。

五、关节活动技术的注意事项

（一）保持适度

关节活动应该在适度的范围内进行，避免过度伸展或扭曲。过度的运动可能导致关节损伤或肌肉拉伤。

（二）预热

在进行关节活动之前，进行适当的热身运动，以增加血液循环和肌肉的温度，从而减少受伤的风险。

（三）缓慢而平稳

进行关节活动时要保持缓慢而平稳的节奏。避免突然的扭曲或冲击，以免导致关节损伤。

（四）听从身体信号

如果感到疼痛或不适，立即停止活动。疼痛可能是身体发出的信号，表明正在过度伸展或已经受伤。

（五）注意姿势

确保姿势正确，避免不自然或扭曲的体位。正确的姿势有助于确保关节活动的有效性和安全性。

（六）逐渐增加幅度

初学者或长时间没有进行关节活动者，要逐渐增加幅度和强度，以免过度压力对关节造成损伤。

（七）持续性训练

关节活动应该是一个持续性的过程，而不是一次性的事情。定期进行关节活动可以帮助保持关节的灵活性和稳定性。

（八）避免超负荷

不要负重进行关节活动，除非已经接受了专业指导，并且具备足够的力量和灵活性。

（九）寻求专业指导

如果不确定如何正确进行关节活动，或者如果有慢性关节问题，最好咨询并听从医生或专业的物理治疗师的建议。

（十）休息和恢复

给关节足够的时间来休息和恢复。过度活动可能导致疲劳和受伤。

六、制动对关节活动的影响

（一）制动导致关节活动受限

制动是指对关节或肌肉施加抑制或限制的力量，通常是由于肌肉紧张、肌肉不平衡或结构异常引起的。这种情况会导致关节活动受限，使关节无法在正常的运动范围内进行活动。制动可能会导致以下问题。

（1）关节僵硬：受到制动影响的关节可能变得僵硬，难以进行正常的运动。

（2）姿势不正常：制动可能导致身体姿势不正常，增加了在日常生活活动和锻炼中受伤的风险。

（3）不适和疼痛：受限制的关节可能会引发不适感和疼痛，影响生活质量。

（二）关节挛缩

关节挛缩是指关节周围的肌肉过度收缩或紧张，导致关节主动活动、被动活动受限。这种情况通常发生在肌肉受伤、炎症或长期缺乏运动的情况下。关节挛缩可能引起以下问题。

（1）关节疼痛：受紧张的肌肉影响的关节可能会感到疼痛。

（2）运动受限：关节挛缩会限制关节的正常运动，使随意运动难以完成。

（3）姿势不正常：挛缩的肌肉可能引起体态异常，增加了受伤及疼痛的风险。

第二节　上肢关节活动技术

一、肩部关节

（一）肩部关节解剖学概要

肩部是一个复杂的解剖区域，涉及多个关节和肌肉。了解肩部关节的解剖学概要对于正确进行上肢关节活动技术至关重要。

1. 肩关节

肩关节是肩部的核心关节，也称为肩胛关节。它由肩胛骨和上臂骨（肱骨）组成。

（1）肩关节是一个球窝关节，具有广泛的运动范围，包括旋转、屈曲、伸展、外展和内收。

（2）肩关节的稳定性主要依赖于肩胛骨周围的肌肉和肌腱，如冈下肌、冈下斜肌、冈上斜肌和袖带肌。

2. 肩胛关节

（1）肩胛关节是肩部的次要关节，由肩胛骨和胸骨之间的肩胛韧带组成。

（2）肩胛关节的主要功能是稳定和协调肩关节的运动，并帮助维持正常的姿势。

3. 锁骨关节

（1）锁骨关节是由锁骨与胸骨之间的软骨连接组成的，虽然不是一个传统意义上的关节，但在肩部运动中扮演着重要的角色。

（2）锁骨的移动可以影响肩部的稳定性和姿势。

4. 肱骨—尺骨关节（肘关节）

（1）肱骨—尺骨关节位于上臂的下部，负责肘部的屈曲和伸展运动。

49

（2）肱骨—尺骨关节是一个单轴关节，使上臂能够在肘部进行前后运动。

5.桡骨—尺骨关节（桡尺关节）

（1）桡骨—尺骨关节是前臂中的另一个重要关节，允许手腕的旋转和侧向运动。

（2）这个关节也对手部的握持和翻转运动至关重要。

（二）肩部关节运动学概要

1.运动范围

肩关节具有广泛的运动范围。

（1）屈曲（前伸）：将上臂向前移动（见图2-5）。

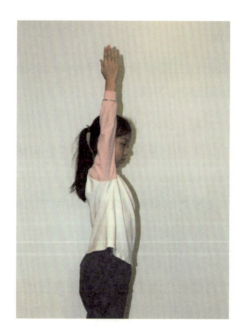

图2-5　肩关节屈曲

（2）伸展（后伸）：将上臂向后移动（见图2-6）。

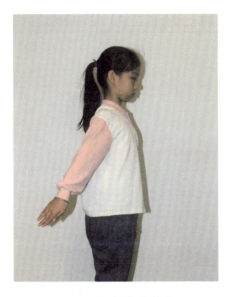

图 2-6　肩关节伸展

（3）侧面外展：将上臂从身体侧面移开（见图 2-7）。

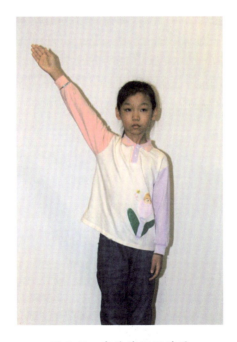

图 2-7　肩关节侧面外展

（4）水平外展：将上臂外展至90°后向后移动（见图2-8）。

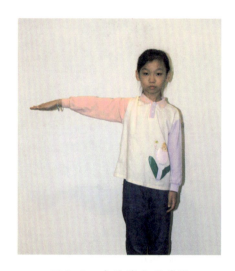

图 2-8　肩关节水平外展

（5）水平内收：将上臂外展至90°后向前移动并向身体靠拢（见图2-9）。

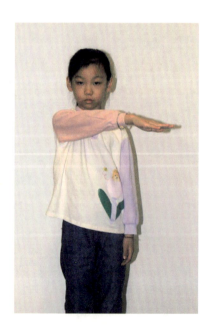

图 2-9　肩关节水平内收

（6）内旋：将前臂从外向内旋转，掌心向下（见图 2-10）。

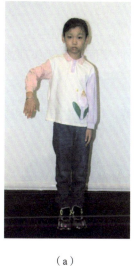
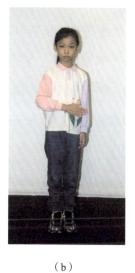

（a）　　　　　　　　　　　（b）

图 2-10　肩关节内旋

（7）外旋：将前臂从内向外旋转，掌心向上（见图 2-11）。

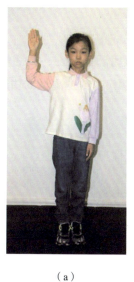
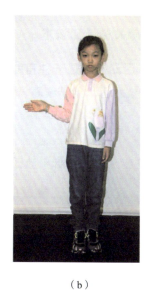

（a）　　　　　　　　　　　（b）

图 2-11　肩关节外旋

这些运动使人可以进行各种动作，如抬手、搓揉、抛掷、举物等。

2. 主要动作

肩部关节的主要动作包括以下几种。

（1）上举（肩膀抬高）：将手臂从身体侧面抬高至头顶或以上。

（2）抬肩：将肩膀向上抬高。

（3）旋转肩膀：围绕肩关节旋转上臂，可以进行外旋和内旋动作。

3. 肌肉参与

肩部关节的稳定性和运动受到多个肌肉的控制和参与。

（1）肱二头肌：协助屈曲和旋转肩膀。

（2）三角肌：主要用于上举和抬肩。

（3）冈下肌群：包括冈下肌、冈下斜肌、冈上斜肌和袖带肌，主要用于维持肩关节稳定性和控制旋转动作。

（4）背阔肌：协助上举和旋转肩膀。

（5）斜方肌：帮助稳定肩胛骨，维持肩关节的正常运动。

（三）肩部关节活动技术

肩部关节活动技术是一种有助于增强肩部稳定性、灵活性和力量的锻炼方法。这些技术可以用于康复、预防肩部伤害或提高运动功能。

1. 肩部旋转激活训练

（1）站立或坐下，双脚平放在地上，保持身体稳定。

（2）用一只手握住轻量级的哑铃或矿泉水瓶，手臂自然垂直于身体。

（3）缓慢旋转手臂，将手臂抬升到水平位置，然后再缓慢放下（见图2-12）。

（4）这个动作有助于激活冈下肌群，提高肩部稳定性。

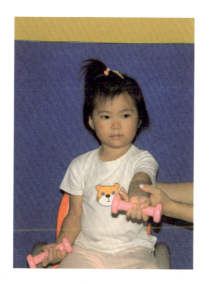

图 2-12　肩部旋转激活训练

2. 外旋训练

（1）坐在椅子上，将手臂弯曲成 90°，肘部靠近身体，手掌向上。

（2）握住绷带或橡皮筋的一端，固定在身前，另一端握在手上。

（3）缓慢用手臂的力量将绷带或橡皮筋外旋，直到手臂与肩平行，然后再缓慢回到起始位置（见图 2-13）。

（4）这个动作有助于加强冈下斜肌，改善外旋能力。

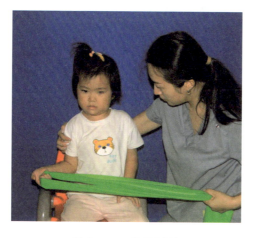

图 2-13　外旋训练

3. 内旋训练

（1）同样坐在椅子上，将手臂弯曲成90°，肘部靠近身体，手掌向下。

（2）握住绷带或橡皮筋的一端，固定在身前，另一端握在手上。

（3）缓慢用手臂的力量将绷带或橡皮筋内旋，直到手臂与肩平行，然后再缓慢回到起始位置（见图2-14）。

（4）这个动作有助于加强袖带肌和肱二头肌，改善内旋能力。

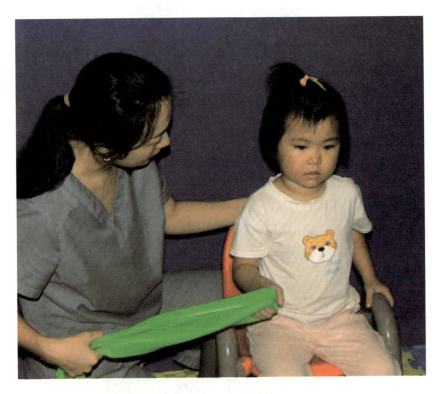

图2-14　内旋训练

4. 肩胛骨活动训练

（1）坐直或站立，双手自然垂放［见图2-15（a）］。

（2）轻微挺胸，将肩胛骨向下后拉，然后再放松［见图2-15（b）］。

（3）这个动作有助于练习肩胛骨的稳定性，改善肩部姿势。

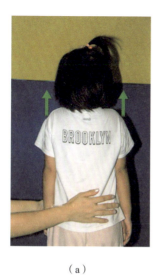 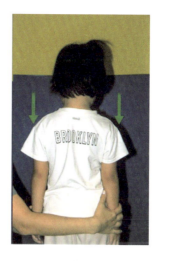

（a） （b）

图 2-15　肩胛骨活动训练

5. 平衡训练

（1）利用稳定球、平衡板或单腿站立练习，有助于提高肩部和核心稳定性（见图 2-16）。

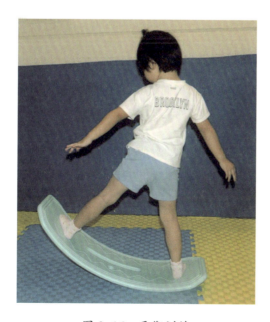

图 2-16　平衡训练

（2）通过各种平衡训练来增强肩部关节的控制和协调。

二、肘部关节

（一）肘部关节解剖学概要

肘部关节是上肢的一个重要关节，涉及三个骨头的连接：上臂骨、尺骨和桡骨。以下是肘部关节的解剖学要点。

1. 上臂骨

上臂骨位于肘部的外侧。它形成了肘部的外侧凹槽，这是桡骨的连接点。它的上端构成了肩部关节，而下端构成了肘部关节。

2. 尺骨

尺骨是位于肘部的内侧的骨头。它连接到肘部关节，并延伸到手腕。尺骨在肘部运动中扮演了重要角色，尤其是在伸展运动中。

3. 桡骨

桡骨位于肘部的外侧，与肱骨相邻。桡骨的上端连接到肘部关节，下端连接到手腕。桡骨在肘部的活动中也很重要，尤其是在旋转运动中。

（二）肘部关节运动学概要

肘部关节的运动学涵盖了肘部关节的所有运动，它需要各关节、肌肉、韧带等组织的协同作用来完成。以下是肘部关节的运动学要点。

1. 屈曲

（1）屈曲是肘关节的主要动作，由肱二头肌和肱肌控制。

（2）这个动作将肘部弯曲，使手臂向身体靠近（见图 2-17）。

2. 伸展

（1）伸展是将肘部从弯曲位置恢复到中立位置的动作（见图 2-18）。

（2）肱三头肌是主要的伸展肌肉。

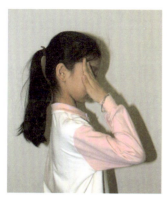
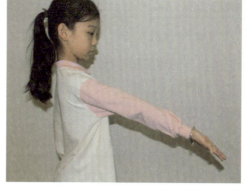

图 2-17 肘关节屈曲 　　　　　　图 2-18 肘关节伸展

3. 旋转

（1）肘部关节允许手腕和手掌进行旋转运动（见图 2-19 和图 2-20）。

（2）旋转动作受到前臂的肌肉控制，包括旋前肌和旋后肌。

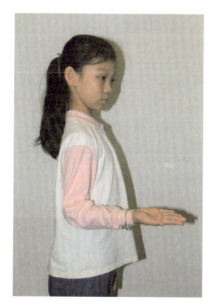
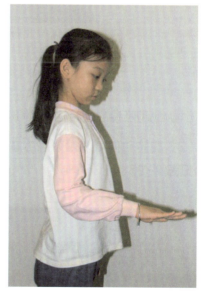

图 2-19 肘关节外旋 　　　　　　图 2-20 肘关节内旋

（三）肘部关节活动技术

肘部关节活动技术可以帮助增强肘部稳定性、柔韧性和力量，以及改善手臂的功能。以下是一些常见的肘部关节活动技术。

1. 屈曲和伸展训练

肘部关节的屈曲和伸展动作包括弯曲和伸直肘部，可使用哑铃、杠铃或绷带来增加阻力（见图 2-21）。可以进行坐姿或站姿的练习，以改善肘部力量和运动范围。

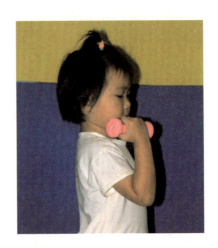

图 2-21　屈曲和伸展训练

2. 旋转训练

（1）使用哑铃或绷带进行旋转训练，帮助改善前臂的旋转能力。

（2）旋转动作可以是外旋（掌心向上，见图 2-22）或内旋（掌心向下，见图 2-23）。

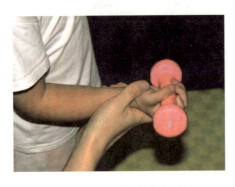
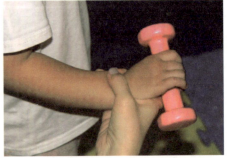

图 2-22　肘关节外旋训练　　　　图 2-23　肘关节内旋训练

3. 握力训练

（1）使用握力器具或橡皮筋进行握力训练，以加强手腕和手部的力量（见图 2-24）。

（2）握力训练对于日常生活中的手部功能非常重要。

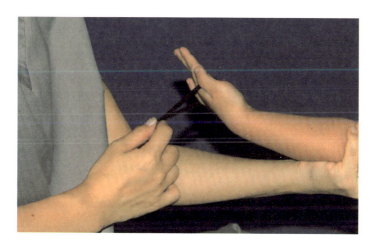

图 2-24　握力训练

4. 稳定性训练

（1）使用平衡球或波比球进行稳定性训练，可以帮助提高肘部关节的稳定性和协调性（见图 2-25）。

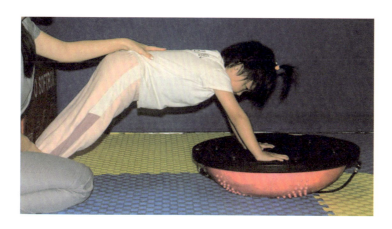

图 2-25　稳定性训练

（2）这些训练也对肘部受伤的恢复有益。

三、腕部关节

（一）腕部关节解剖学概要

腕部关节是位于手腕的复杂关节，涉及多个骨头和软组织的交互作用。

1. 骨头

（1）腕部关节由 8 个小骨头组成，分为两排：近排（腕掌侧）和远排（腕背侧）。

（2）近排包括腕舟骨、腕月骨、腕三角骨和豆状骨。

（3）远排包括大多角骨、小多角骨、头状骨和钩骨。

2. 关节面

（1）腕部关节具有多个关节面，使手腕可以进行各种运动。

（2）最重要的是掌侧腕关节，它由桡骨、腕舟骨和腕月骨构成。

3. 韧带

（1）腕部关节由多个韧带支持，包括腕掌侧韧带、腕背侧韧带和桡骨尺骨韧带。

（2）这些韧带有助于保持腕部稳定性。

（二）腕部关节运动学概要

腕部关节的运动学涵盖了手腕的主要动作和肌肉参与。

1. 屈曲和伸展

（1）腕部关节允许手腕进行屈曲（弯曲）和伸展（伸直）运动（见图 2-26 和图 2-27）。

（2）屈曲是将手腕向掌心一侧弯曲，而伸展是将手腕向背部一侧伸展。

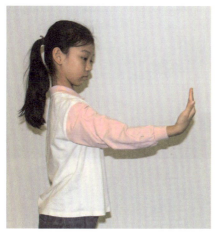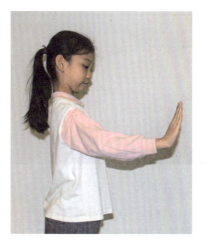

图 2-26　腕关节屈曲　　　　　　　图 2-27　腕关节伸展

2. 尺侧偏移和桡侧偏移

（1）腕部关节还允许手腕进行尺侧偏移（向小指一侧，见图 2-28）和桡侧偏移（向拇指一侧，见图 2-29）。

（2）这些侧向偏移动作可以用来调整手部的姿势。

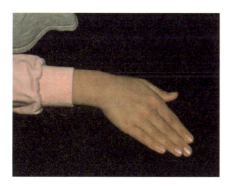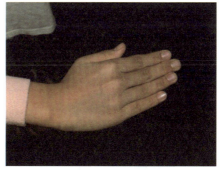

图 2-28　腕关节尺侧偏移　　　　　图 2-29　腕关节桡侧偏移

3. 旋转

（1）腕部关节还具有旋转功能，允许手腕进行旋转运动（见图 2-30 和图 2-31）。

（2）旋转动作可用于扭转物体或改变手部方向。

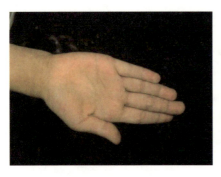
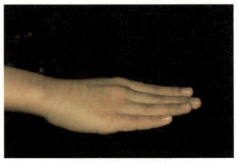

图 2-30　腕关节外旋　　　　　图 2-31　腕关节内旋

（三）腕部关节活动技术

腕部关节活动技术有助于提高手腕的柔韧性、稳定性和力量，以及改善手部的功能。

1. 屈曲和伸展训练

这些训练包括腕部的屈曲和伸展动作，如弯曲和伸直手腕，可使用哑铃或绷带来增加阻力（见图 2-32 和图 2-33）。可以进行坐姿或站姿的训练，以改善腕部力量和运动范围。

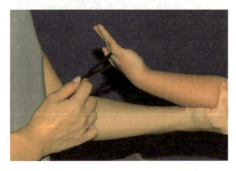
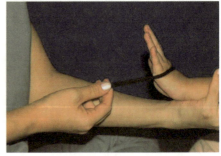

图 2-32　腕关节抗阻屈曲训练　　　图 2-33　腕关节抗阻伸展训练

2. 腕侧偏移训练

（1）通过侧向偏移手腕，可以帮助改善手部的侧向稳定性和柔韧性（见图 2-34 和图 2-35）。

（2）这对于一些手部运动，如击球运动，非常有用。

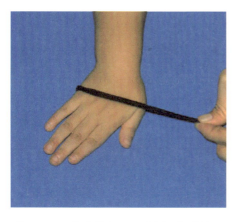 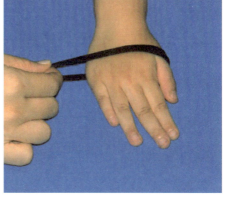

图 2-34　腕关节抗阻尺侧偏移训练　　图 2-35　腕关节抗阻桡侧偏移训练

3. 旋转训练

（1）使用哑铃或绷带进行旋转训练，有助于提高手腕的旋转能力。

（2）旋转动作可以是外旋（掌心向外，见图 2-36）或内旋（掌心向内，见图 2-37）。

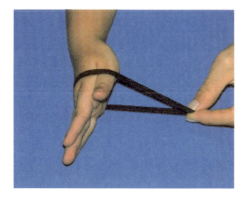 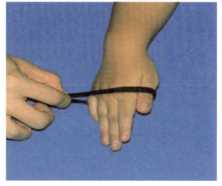

图 2-36　腕关节抗阻外旋训练　　图 2-37　腕关节抗阻内旋训练

4. 握力训练

（1）使用握力器具或橡皮筋进行握力训练，以加强手部的握持力和稳定性。

（2）握力训练对于日常生活中的手部功能非常重要。

四、手部关节

（一）手部关节解剖学概要

手部关节包括多个小关节，使手部能够完成各种精细和复杂的运动。

1. 掌腕关节

掌腕关节位于手腕，连接前臂和手部，是由桡骨和近排腕骨组成的，允许手腕进行屈伸和偏移运动。

2. 腕骨间关节

腕骨由 8 块短骨组成，排成远近两排，各骨相临近处有关节面，8 块腕骨构成腕骨沟，位于掌面凹陷处，辅助控制手掌的运动，包括握持和张开。

3. 掌指关节

掌指关节位于掌骨与指骨之间，允许手指进行屈伸和旋转运动。

4. 指间关节

指间关节位于手指骨之间，由指骨的近侧关节面和远侧关节面相连接而成，允许手指进行屈伸运动。

（二）手部关节运动学概要

1. 屈曲和伸展

屈曲动作使手指弯曲，伸展动作使手指伸直。这些动作涉及掌指关节和指间关节的运动。

2. 外展和内收

外展是将手指向外侧展开，远离中指，内收是将手指向内侧收，靠近中指。这些动作涉及掌指关节的运动。

手部关节活动方向如图 2-38 所示。

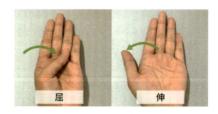

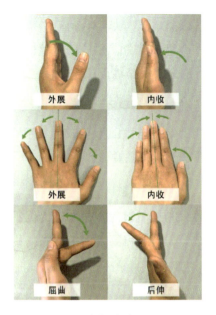

图 2-38　手部关节活动方向

（三）手部关节活动技术

1. 屈曲和伸展训练

根据手部关节运动学概要，屈曲动作使手指弯曲，伸展动作使手指伸直。使用绷带进行抗阻力训练。

2. 外展和内收训练

根据手部关节运动学概要，外展是将手指向外侧展开，远离中指，内收是将手指向内侧收，靠近中指。使用绷带进行抗阻力训练。

第三节　下肢关节活动技术

一、髋关节

（一）髋关节解剖学概要

髋关节，也称为髋臼关节，是连接骨盆（髋臼）和大腿骨（股骨）的关节，负责支撑和传递身体的重量，同时可进行各种运动。

1. 髋臼

髋臼是髋关节的一个组成部分，是位于骨盆的凹槽状结构。髋臼由髂骨、坐骨和耻骨组成，形成了一个深而稳定的髋臼。

2. 股骨头

股骨头是大腿骨的上端，与髋臼相互嵌合。股骨头的形状和稳定性对髋关节的运动和稳定性来说至关重要。

3. 髋关节囊

髋关节被包围在强大的关节囊内，是由结缔组织构成的袋状结构，有助于维持关节的稳定性。关节囊包围并保护髋关节内的滑液，有助于润滑和减少摩擦。

（二）髋关节运动学概要

髋关节的运动学涵盖了髋关节的三个自由度运动，包括：屈曲和伸展、外展和内收、外旋和内旋等。这三个运动常常组合在一起，共同参与完成髋关节的功能运动。

1. 屈曲和伸展

屈曲是将大腿向身体前部抬高的动作，如直膝将腿向前踢。伸展是将大腿向身体后部伸展的动作，如直膝将腿向后踢（见图 2-39 和图 2-40）。

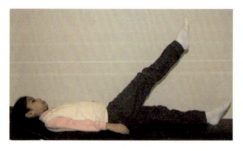 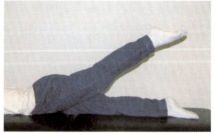

图 2-39　仰卧位髋关节屈曲　　　　图 2-40　俯卧位髋关节伸展

2. 外展和内收

外展是将大腿从身体侧面抬高的动作，如抬腿到侧方。内收是将大腿从身体侧面向身体靠拢的动作（见图 2-41 和图 2-42）。

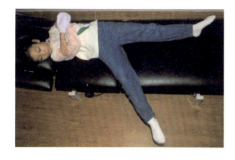
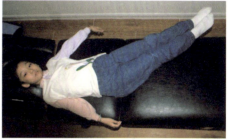

图 2-41　仰卧位髋关节外展　　　　　图 2-42　俯卧位髋关节内收

3. 外旋和内旋

外旋是将大腿从身体中心旋转到外侧的动作，脚尖指向外。内旋是将大腿从身体中心旋转到内侧的动作，脚尖指向内（见图 2-43 和图 2-44）。

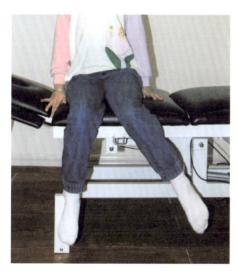
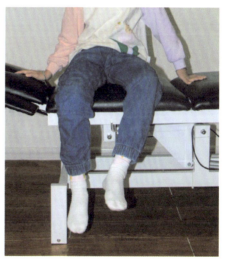

图 2-43　坐立位髋关节外旋　　　　　图 2-44　坐立位髋关节内旋

（三）髋关节活动技术

髋关节活动技术有助于增强髋关节的稳定性、灵活性和力量，改善下肢的功能。

1. 髋屈曲训练

髋屈曲训练包括抬膝盖或腿部屈曲动作（见图 2-45）。髋屈曲训练有助于加强屈髋肌群力量，如髂腰肌。

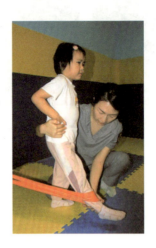

图 2-45　弹力带抗阻力髋屈曲训练

2. 髋伸展训练

髋伸展训练涉及将腿向后伸展，如将腿向后踢（见图 2-46）。这有助于加强大腿后侧的肌肉，如臀大肌和腘绳肌。

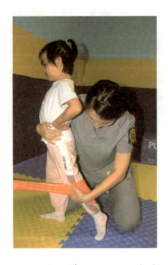

图 2-46　弹力带抗阻力髋伸展训练

3. 髋外展和内收训练

髋外展训练包括向侧方抬腿，髋内收训练包括将腿从侧面向身体中心收拢（见图 2-47 和图 2-48）。这些训练有助于加强髋部外展肌群和内收肌群。

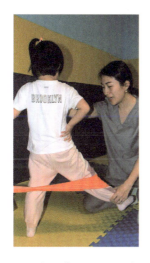 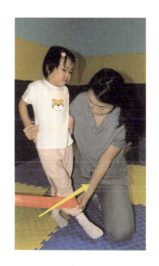

图 2-47　弹力带抗阻力髋外展训练　图 2-48　弹力带抗阻力髋内收训练

4. 髋外旋和内旋训练

髋外旋训练涉及将腿从身体中心旋转到外侧，髋内旋练习涉及将腿从身体中心旋转到内侧（见图 2-49 和图 2-50）。这有助于加强髋部外旋肌群和内旋肌群。

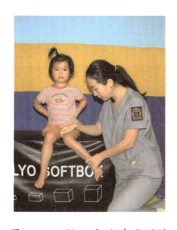 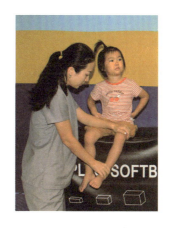

图 2-49　抗阻力髋外旋训练　图 2-50　抗阻力髋内旋训练

5.踢腿训练

这包括向前、向后、向侧方或做踢腿动作。踢腿训练有助于提高髋关节的柔韧性和协调性。

二、膝部关节

（一）膝部关节解剖学概要

膝关节是位于大腿和小腿之间的复杂关节，它允许小腿进行相对于大腿的屈曲和伸展运动，并在行走、跑步和其他下肢活动中发挥着关键作用。

1.股骨（大腿骨）

股骨是膝关节的上部骨头，位于大腿。股骨上端呈球状，股骨远端与髌骨形成了股髌关节（膝关节的一部分）。

2.髌骨

髌骨是一个位于膝盖前面的小骨，它滑动在股骨下端形成的凹槽中。髌骨有助于增加股髌关节的稳定性，并在腿部活动中分散重量负荷。

3.胫骨和腓骨

胫骨和腓骨是膝关节的下部骨头，位于小腿。胫骨是主要负责支撑体重的骨头，而腓骨则在膝关节的侧面提供额外的稳定性。

4.膝关节软组织

膝关节软组织包括韧带、半月板和肌腱等，有助于维持关节的稳定性和减少摩擦。膝关节最重要的韧带包括前交叉韧带和后交叉韧带。

（二）膝部关节运动学概要

膝部关节的运动学涵盖了膝关节的两个自由度运动，即屈曲和伸展运动（见图2-51和图2-52）。屈曲是将膝盖弯曲，使小腿靠近大腿。伸展是将膝盖伸直，使小腿与大腿远离，在同一平面上。

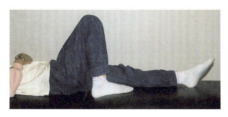 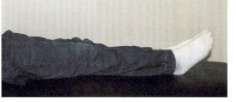

图 2-51　膝关节屈曲　　　　　　图 2-52　膝关节伸展

（三）膝部关节活动技术

膝部关节活动技术有助于增强膝关节的稳定性、柔韧性和力量，改善下肢的功能。以下是一些常见的膝关节活动技术。

1. 膝屈曲训练

膝屈曲训练涉及将膝盖伸直，如坐在椅子上慢慢下蹲。这有助于加强大腿后侧的屈曲肌群，如股二头肌。

2. 膝伸展训练

膝伸展训练包括坐起训练、蹲起训练（见图 2-53）等，如坐在椅子上起立或下蹲再站起，这有助于加强大腿前侧的伸膝肌群，特别是股四头肌。

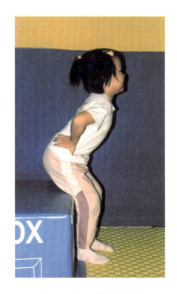

图 2-53　蹲起训练

3. 坡度下行训练

该训练可以帮助恢复膝关节的稳定性，如逐渐下坡行走（见图 2-54）或踏步运动。

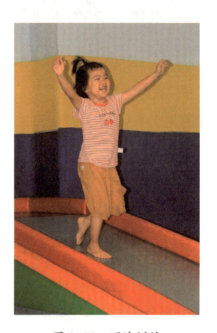

图 2-54　下坡训练

三、踝及足部关节

（一）踝及足部关节解剖学概要

踝及足部关节包括多个骨头、韧带和软组织，共同构成了足部的复杂结构，允许足部进行各种运动以及提供支持。

1. 踝关节

踝关节位于小腿（胫骨和腓骨）和足部（距骨）之间，是足部的主要运动关节。踝关节由内踝和外踝组成，这两个骨头通过多个韧带连接。

2. 足部骨骼

足部包括多个骨头，如距骨、跟骨、楔骨、舟骨和趾骨等。这些骨头共同构成了足部的骨架，有助于支撑身体的重量和完成各种运动。

3.关节韧带

踝关节有多个韧带，如前踝韧带、后踝韧带和距骨韧带，它们有助于维持关节的稳定性。韧带连接骨头，并防止过度的关节活动。

（二）踝及足部关节运动学概要

踝及足部关节的运动学涵盖了足部的主要动作和肌肉参与。

1.足背屈和伸展

足背屈是将脚趾向上弯曲的动作，足伸展是将脚趾向下伸展的动作。这些动作涉及足部关节，如距小腿关节、距下关节等（见图2-55和图2-56）。

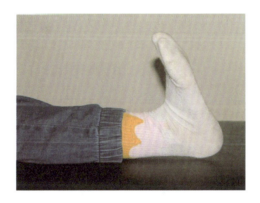

图 2-55　踝关节背屈

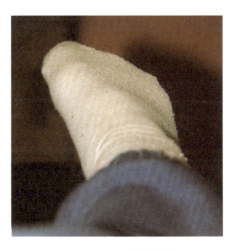

图 2-56　踝关节伸展

2. 足部旋转

足部可以进行外旋和内旋运动。踝关节外旋使足部朝向外侧旋转，踝关节内旋使足部朝向内侧旋转。这些运动有助于调整足部的方向，以适应不同的运动需求。

（三）踝及足部关节活动技术

踝及足部关节的活动技术有助于增强足部的稳定性、柔韧性和力量，改善足部的功能。

1. 足背屈和伸展训练

足背屈和伸展训练包括足背屈曲和伸展动作，如踮脚尖（见图 2-57）或用脚跟（见图 2-58）负重行走。这有助于提高足部的柔韧性和力量。

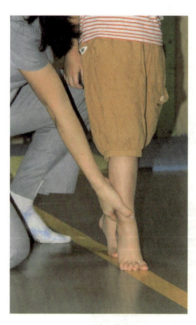 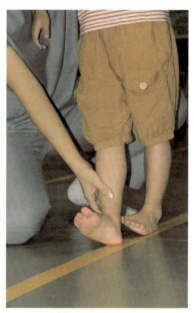

图 2-57　脚尖行走训练　　　图 2-58　脚跟行走训练

2. 足部旋转训练

足部旋转训练可以帮助提高足部的旋转稳定性，如训练足部的外旋（见图 2-59）和内旋（见图 2-60）动作。

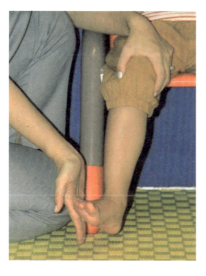 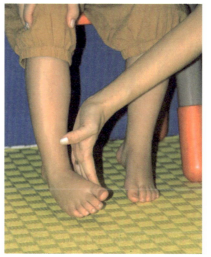

图 2-59　踝关节外旋抗阻训练　　　图 2-60　踝关节内旋抗阻训练

3. 足部握力训练

　　使用小球、橡皮球、纸巾（见图 2-61）或握力器具进行足部握力训练，以增强足底肌肉的力量和稳定性。

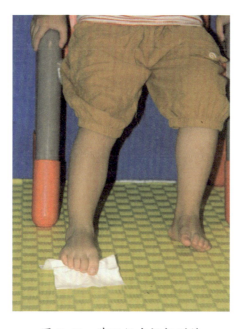

图 2-61　脚趾纸巾抓握训练

第四节　脊柱活动技术

一、脊柱解剖学概要

（一）脊柱的基本结构

（1）椎骨：脊柱由 33 个椎骨组成，按区域划分为颈椎、胸椎、腰椎、骶椎和尾椎。儿童的椎骨比成人的小且更加柔软。

（2）椎间盘：椎骨之间存在椎间盘，由纤维环和髓核组成，起到缓冲作用。儿童的椎间盘含水量较高，具有较好的弹性。

（3）椎体终板：这是椎体上、下表面的软骨结构，儿童的终板较为柔软，这也使得儿童脊柱更容易出现生长性损伤。

（二）儿童脊柱的特征

（1）柔软性：由于骨质含量较少、软骨含量较高，儿童的脊柱更加柔软。这使得儿童在一定程度上具有较好的柔韧性，但也增加了变形的风险。

（2）生长板：儿童的椎体和长骨类似，含有生长板，这些生长板负责骨骼的生长与发育。生长板的损伤可能导致骨骼生长受限或畸形。

（3）脊柱生长：脊柱的生长主要发生在儿童和青春期阶段，其中包括脊柱的长度和弯曲度的变化。通常在青春期，脊柱生长速度加快，这也是脊柱侧弯等问题的高发阶段。

（三）脊柱的生理曲线

（1）生理弯曲：随着儿童成长，脊柱逐渐形成生理性的弯曲，包括颈椎的前凸、胸椎的后凸、腰椎的前凸和骶椎的后凸。这些曲线有助于脊柱的稳定性和负重能力。

（2）变异和问题：脊柱生长期间可能出现一些异常，比如脊柱侧弯、后凸等。这些问题需要及时识别和治疗，以避免对儿童的发育产生不利影响。

（四）儿童脊柱相关问题

（1）脊柱侧弯：这是一种常见的儿童脊柱问题，表现为脊柱侧向弯曲，可能导致姿态异常和其他健康问题。

（2）脊柱损伤：由于儿童的活动范围大且活跃，因此儿童的脊柱更容易受到损伤，特别是在运动或摔倒时。

总体而言，儿童脊柱具有独特的生长模式，这意味着在儿童时期需要特别注意脊柱的健康与发育，及时发现和治疗潜在的问题，确保正常的生长与发育。

二、脊柱运动学概要

（一）脊柱运动的基本类型

脊柱在不同的部位和方向上可以进行多种类型的运动。

（1）屈曲与伸展：前后方向的运动，常见于颈椎和腰椎。屈曲是向前弯曲，伸展是向后弯曲。

（2）侧弯：侧向运动，涉及脊柱向左或向右弯曲。主要在颈椎和腰椎区域。

（3）旋转：脊柱绕着其纵轴旋转，颈椎和胸椎具有较大的旋转能力。

（4）轴向压缩与伸展：脊柱在垂直方向上承受压力或拉伸。

（二）儿童脊柱的结构特点

（1）椎骨：儿童的椎骨相对较小，且含有较多的软骨成分，使其比成人的脊柱更柔软和灵活。

（2）椎间盘：儿童的椎间盘含水量较高，提供更多的弹性。

（3）生长板：在儿童的椎骨中，生长板负责骨骼的生长，这也意味着儿童的脊柱更容易受损。

（4）肌肉和韧带：儿童的肌肉和韧带通常比成年人更灵活，但可能较弱，提供的稳定性较低。

（三）儿童脊柱的生理曲线

在成长过程中，儿童脊柱的生理曲线逐渐形成：

（1）颈椎前凸：在婴幼儿期形成，与婴儿开始抬头有关。

（2）胸椎后凸：随着儿童坐起和站立，胸椎开始形成自然的后凸。

（3）腰椎前凸：随着儿童开始行走，腰椎的前凸曲线逐渐出现。

（4）骶椎和尾椎的后凸：与骨盆的发展同步形成。

（四）儿童脊柱运动学的影响因素

（1）生长与发育：儿童的脊柱处于生长阶段，生长速度和方向会影响其运动特性。

（2）肌肉发展：随着肌肉的增长和力量增强，儿童脊柱的稳定性逐渐增加。

（3）姿势和活动：儿童在不同成长阶段的姿势变化会影响脊柱的运动特性。

（4）运动和锻炼：儿童的活跃程度和锻炼方式对脊柱的灵活性和稳定性有重要影响。

（五）儿童脊柱运动学中的常见问题

（1）姿态不良：长期不良姿态可能导致脊柱曲线异常。

（2）脊柱侧弯：这是儿童常见的脊柱问题之一，可能需要矫正或治疗。

（3）脊柱受伤：儿童的脊柱容易受到跌倒和运动损伤，需注意保护。

（六）促进儿童脊柱健康的方法

（1）正确姿态：鼓励儿童保持正确的坐、站和行走姿态。

（2）适度运动：让儿童进行适度的运动，增强肌肉力量。

（3）防止受伤：在运动和游戏时注意安全，避免脊柱受伤。

（4）定期检查：在儿童成长期定期检查脊柱，及时发现潜在问题。

三、脊柱活动技术

脊柱活动技术有助于保持脊柱的灵活性与稳定性。

（一）颈部屈伸、侧屈和旋转训练

如图 2-62~ 图 2-65 所示，这些技术可以帮助放松颈部肌肉，增加颈椎的灵活性，改善颈部的姿势。举例来说，可以缓慢地转动头部，将耳朵移到肩膀方向，或者缓慢地倾斜头部向前和向后运动。

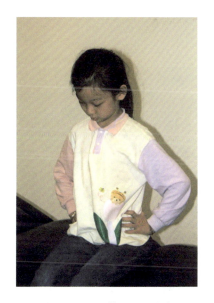

图 2-62　颈椎屈曲训练

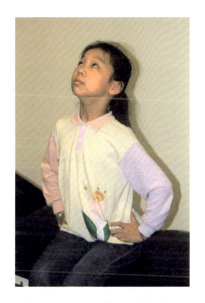

图 2-63　颈椎后伸训练

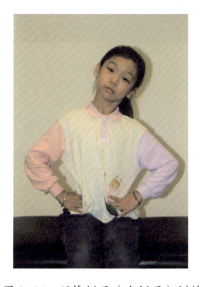

图 2-64　颈椎侧屈（左侧屈）训练

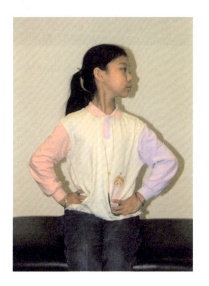

图 2-65　颈椎旋转（左旋）训练

（二）脊柱屈曲和伸展训练

如图 2-66 和图 2-67 所示，脊柱屈曲和伸展训练有助于改善脊柱的前后弯曲。可以向前弯曲脊椎或向后伸展脊椎，完成后再慢慢伸直。该活动可以在正中面上前后灵活胸椎和腰椎。

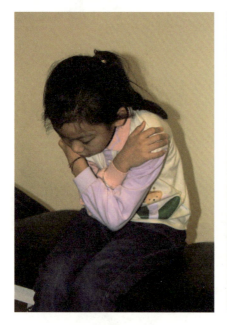　　　　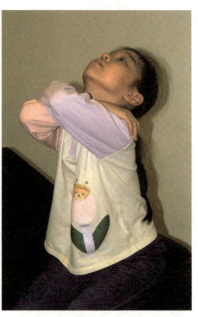

图 2-66　胸椎屈曲训练　　　　图 2-67　胸椎伸展训练

（三）脊柱侧弯训练

如图 2-68 和图 2-69 所示，脊柱侧弯训练可以帮助改善脊柱的侧向灵活性。可以将上半身侧向弯曲，向侧方延伸脊柱后再慢慢伸直。该活动可以在冠状面上左右灵活胸椎和腰椎。

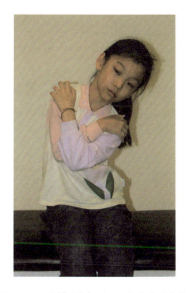
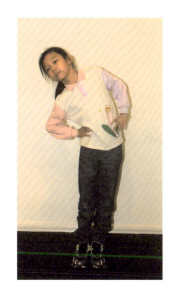

图 2-68　胸椎侧弯（左侧弯）训练　　图 2-69　腰椎侧弯（右侧弯）训练

（四）脊柱扭转训练

如图 2-70 和图 2-71 所示，脊柱扭转训练可以帮助增加脊柱的旋转灵活性。可以将上半身缓慢扭转，以左右两侧交替进行。该活动可以在水平面上增加胸椎和腰椎的旋转灵活性。

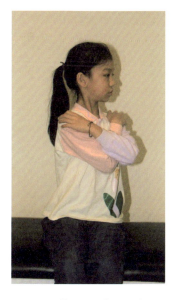
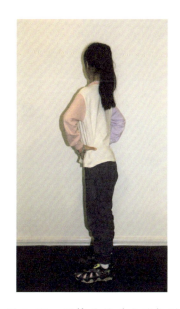

图 2-70　胸椎旋转（左旋）训练　　图 2-71　腰椎旋转（右旋）训练

（五）核心·稳定性训练

核心稳定性训练可以强化核心肌肉，如腹部和背部肌肉，有助于支撑脊柱，减轻背部疼痛，并维持正确的姿势。可以进行平板支撑、桥式伸展等核心训练。

第三章 体位转移技术

第一节　体位转移技术概述

在康复和医疗领域中，体位转移技术是一项关键的操作技术，旨在帮助患者或需要护理的个体在床上、椅子上或其他支撑物上改变或转移体位，以促进舒适、预防床疮、减轻肌肉压力、促进血液循环、提高呼吸功能以及实现日常生活上一定程度的自理能力。

一、体位转移技术的定义与分类

（一）定义

体位转移技术是指将一个人从一个体位转移到另一个体位的操作，通常涉及床上、轮椅、椅子、护理床或其他支撑物的使用，以满足患者或个体的生活需求。

（二）分类

体位转移技术可以根据操作的目的和患者的需求进行分类，主要包括以下几种。

1. 床上体位转移

用于将患者从一个床位转移到另一个床位，包括侧卧位、仰卧位、俯卧位等。

2.椅子体位转移

用于将患者从床上或其他支撑物上转移到椅子上或反之，以提高患者的舒适度和社交互动。

3.卫生护理体位转移

用于协助患者完成个人卫生护理，如洗澡、更换尿布等。

4.床边站立体位转移

用于帮助患者从床上站立，通常需要使用协助工具，如床边抓杆。

二、体位转移技术的基本原则

体位转移技术需要遵循一些基本原则，以确保操作的安全性和有效性。

（一）安全第一

患者和物理治疗师的安全是最重要的。在进行体位转移时，要确保床或椅子的稳定性，以防止摔倒或滑动。

（二）保护皮肤

对于长时间卧床或坐椅的患者，要注意压疮的预防。使用合适的垫子、枕头和床上用品，同时避免长时间处于一个姿势，需定期改变体位，减轻压力。

（三）合适的协助

物理治疗师根据患者的状况和需求，确定其是否需要协助。使用适当的协助工具，如滑槽、滑板、便携式卫生椅等。

（四）体力和姿势

物理治疗师应该注意自身的体力负担，使用正确的姿势来进行体位转移，以防止肌肉拉伤或损伤。

三、体位转移方法的选择

在选择体位转移方法时，需要考虑以下因素。

（一）患者的状况

患者的年龄、健康状况、体重、运动能力和认知能力等因素会影响到体位转移的质量，因此应选择合适的体位转移方法。

（二）床和椅子的设计

不同类型的床和椅子可能需要不同的体位转移技术。例如，一些床配备有电动调节功能，可以简化转移过程。

（三）物理治疗师的培训和能力

物理治疗师需要受过专业体位转移培训，掌握正确的体位转移技术，以确保操作的安全性。

（四）患者的个人偏好

尊重患者的个人偏好和需求，例如，一些患者可能更喜欢特定的体位或使用特定的协助工具等。

第二节　偏瘫儿童的体位转移技术

对于偏瘫儿童，体位转移技术具有特殊性，需要更多的关注和谨慎。偏瘫儿童的体位转移技术，包括床上转移、坐位与立位之间的转移、床与轮椅之间的转移、轮椅与坐厕之间的转移、进出浴缸以及被动转移技术。

一、床上转移

（一）侧翻

偏瘫儿童需要定期进行侧翻，以避免压力性溃疡的发生。物理治疗师应当小心地将患儿从一侧滚翻到另一侧，确保脊柱、颈部和四肢都得到支撑。

（二）体侧位转移

当需要将偏瘫儿童从仰卧位转移到侧卧位时，物理治疗师应小心地将患儿的肢体移动到适当的位置，以减少肌肉和关节的拉伤。

二、坐位与立位之间的转移

（一）侧坐位转移

将患儿从仰卧位或俯卧位转移到坐位时，首先将患儿滚翻至侧卧位，然后协助其坐起。使用护理带或协助工具有助于提供额外的支持。

（二）立位转移

对于能够站立的偏瘫儿童，协助他们从坐位到立位时需要额外的支持和稳定性。使用护理带、支撑架或协助工具有助于确保患儿稳定站立。

三、床与轮椅之间的转移

使用滑槽或滑板可以帮助将偏瘫儿童从床上滑移到轮椅上或反之。物理治疗师应小心掌握正确的技巧，确保患儿的安全。

四、轮椅与坐厕之间的转移

使用转移椅可以帮助偏瘫儿童从轮椅转移到坐厕或其他设备上。物理治疗师应确保患儿在转移过程中得到充分支持，以避免摔倒或滑动。

五、进出浴缸

对于需要沐浴的偏瘫儿童，使用浴缸椅或浴缸升降器可以帮助他们进出浴缸。这些设备可提供额外的支持和稳定性，确保患儿的安全。

六、被动转移技术

对于不能主动参与体位转移的偏瘫儿童，被动转移技术是必要的。这包括护理人员使用一些特定的技术手法且用力移动患儿的身体部位，以防止肌肉萎缩和床疮的发生。被动转移需要谨慎，避免过度用力或造成不适。

第三节　四肢瘫儿童的体位转移技术

四肢瘫儿童需要特殊的体位转移技术，以帮助他们改变体位、减轻肌肉压力、预防床疮以及提高生活质量。下面将讨论四肢瘫儿童的体位转移技术，包括脊髓不同损伤平面的特点、床上翻身活动、卧位与坐位之间的转换、床上直腿坐位移动、不同平面之间转移动作训练以及被动转移技术。

一、脊髓不同损伤平面的特点

不同损伤平面的脊髓损伤会导致四肢瘫儿童的症状和功能不同。一般来说，脊髓损伤分为以下几个平面。

（一）颈部脊髓损伤

颈部以下的四肢和躯干都可能受到影响，导致四肢瘫或截瘫。患儿可能需要特殊支持和设备来维持呼吸、稳定颈部和进行体位转移。

（二）胸部脊髓损伤

胸部以下的腰部和下肢可能受到影响，导致下半身瘫痪。体位转移技术需要考虑下半身的功能限制。

（三）腰部脊髓损伤

只有下肢可能受到影响，导致下肢瘫。体位转移技术主要关注下肢的移动和支撑。

二、床上翻身活动

四肢瘫儿童需要定期进行翻身运动，以避免压疮的发生。物理治疗师应当小心地将患儿从一侧滚翻到另一侧，确保脊柱、颈部和四肢都得到支撑。

三、卧位与坐位之间的转换

当需要将四肢瘫儿童从仰卧位或俯卧位转移到坐位时，首先将患儿滚翻至侧卧位，然后协助其坐起。使用护理带或协助工具有助于提供额外的支持。

四、床上直腿坐位（长坐位）移动

这种体位对于四肢瘫儿童来说可能更为合适，因为它可以减少肌肉痉挛和关节挛缩的风险。物理治疗师可以使用滑槽或滑板来协助将患儿从仰卧位转移到直腿坐位。

五、不同平面之间转移动作训练

根据患儿的脊髓损伤平面，进行不同平面之间的转移动作训练，以帮助患儿维持稳定的体位。这可能涉及脊髓平面以上或以下的身体部分的协调移动。

第四节　截瘫儿童的体位转移技术

一、床上翻身活动及直腿坐位（长坐位）移动

（一）床上翻身

截瘫儿童需要定期进行床上翻身，以避免压力性溃疡的发生。物理治疗师应小心地将患儿从一侧滚翻到另一侧，确保脊柱、颈部和四肢都得到支撑。

（二）直腿坐位

直腿坐位对于截瘫儿童来说可能更为合适，因为它可以减少肌肉痉挛和关节挛缩的风险。物理治疗师可以使用滑槽或滑板来协助将患儿从仰卧位转移到直腿坐位。

二、卧位与坐位之间的转换

当需要将截瘫儿童从仰卧位或俯卧位转移到坐位时，首先将患儿滚翻至侧卧位，然后协助其坐起。使用护理带或协助工具有助于提供额外的支持。

三、不同平面之间转移动作训练

根据患儿的截瘫部位，进行不同平面之间的转移动作训练，以帮助患儿维持稳定的体位。这可能涉及截瘫部位以上或以下的身体部分的协调移动。

四、坐轮椅上下台阶训练

对于需要使用轮椅的截瘫儿童，学习如何安全地上下台阶是重要的。物理治疗师可以进行专业指导训练，指导患儿正确的操作技巧和使用协助工具。

第四章 肌肉牵伸技术

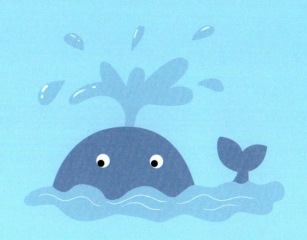

第一节　肌肉牵伸技术概述

一、肌肉牵伸技术的定义与分类

（一）定义

肌肉牵伸技术是一种物理治疗方法，通过对患者的肌肉或相关软组织施加适度的牵拉力，以改善其延展性及柔韧性，从而扩大关节的运动范围，提高姿势控制力，从而提高功能和减轻疼痛。

（二）肌肉牵伸技术的分类

肌肉牵伸技术可以根据不同的方法和目的进行分类，主要包括以下几种类型。

1. 静态牵伸

通过保持稳定的牵伸力度及幅度来延伸肌肉和软组织，以增加其柔韧性。

2. 动态牵伸

通过控制运动和肌肉的协调来进行拉伸，通常涉及活动的肌肉收缩以及增加对抗力。

3. 主动牵伸

患儿自己进行肌肉的拉伸，通常需要进行特定的体操或运动。

4. 被动牵伸

由物理治疗师或其他人协助患儿进行肌肉的拉伸，可以用于更深层次的牵伸。

5. 功能性牵伸

针对具体功能和姿势控制的牵伸，帮助患儿在日常生活中更好地使用肌肉。

二、肌肉牵伸技术的解剖生理基础

（一）骨骼肌

骨骼肌是人体最常见的肌肉类型，通过与骨骼相连及周围组织协调作用来控制身体的运动。它们由肌肉纤维组成，具有收缩和伸展的能力。通过肌肉牵伸技术，可以提高骨骼肌的柔韧性和力量，扩大运动范围。

（二）肌腱与周围组织

肌腱是将肌肉与骨骼相连接的结缔组织，它们传递肌肉的力量到骨骼上。周围组织包括关节囊、滑囊等结构，它们也参与了肌肉和骨骼的运动。肌肉牵伸技术可以增强肌腱和周围组织的柔韧性，减轻关节僵硬和疼痛。

（三）肌梭与腱器官

肌梭是位于肌肉内的感觉器官，它们感知肌肉的长度和张力，并向中枢神经系统发送信息。腱器官则位于肌腱中，用于监测肌肉的张力和拉伸。这些器官在肌肉的控制和运动中起着重要的作用。肌肉牵伸技术可以提高肌梭和腱器官的敏感性，帮助儿童更好地感知和控制肌肉的状态。

三、肌肉牵伸技术的作用

肌肉牵伸技术在儿童康复中有多种作用，有助于改善肌肉和相关软组织的功能。

（一）扩大关节活动范围

适当的肌肉牵伸，可以扩大关节的活动范围。这对于儿童来说尤为重要，因为它可以帮助他们更好地进行日常活动和运动，提高生活质量。

（二）防止组织发生不可逆性挛缩

在某些情况下，肌肉和软组织可能因缺乏活动而发生挛缩，导致关节僵硬和功能丧失。定期的肌肉牵伸可以防止这种不可逆性挛缩的发生，保持组织的柔韧性和延展性。

（三）调节肌张力，提高肌肉的兴奋性

肌肉的张力水平和兴奋性对于运动控制和姿势调整至关重要。肌肉牵伸技术可以调整肌肉的张力，帮助儿童更好地控制肌肉，提高运动的协调性和效率。

（四）防治粘连，缓解疼痛

肌肉牵伸可以减轻肌肉和软组织之间的粘连，改善组织的滑动性，从而减少疼痛和不适感。

（五）预防软组织损伤

通过增加肌肉和软组织的柔韧性，肌肉牵伸技术可以降低运动中发生软组织损伤的风险。这对于儿童参与体育活动或康复过程中的运动训练尤为重要，可以减少运动伤害的发生。

四、软组织挛缩及其类型

软组织挛缩是指肌肉、肌腱、韧带或其他相关软组织由于缺乏运动或受伤导致的不可逆性缩短和紧张状态。软组织挛缩可以分为以下主要类型。

（一）肌肉挛缩

肌肉挛缩是指肌肉的不可逆性缩短，通常伴随着肌肉的力量和柔韧性的丧失。这种挛缩可能是由于肌肉废用性、骨折、手术或神经损伤等原因

引起的。

（二）肌腱挛缩

肌腱挛缩是指肌腱的不可逆性缩短和紧张，通常会导致关节的僵硬和活动受限。这种挛缩可能是由于长期的不活动或创伤引起的。

（三）韧带挛缩

韧带挛缩是指关节周围的韧带变得紧张和不可伸展，导致关节稳定性下降。这种挛缩通常与关节损伤或手术后的康复有关。

（四）粘连性挛缩

粘连性挛缩是指软组织之间的黏附物形成，导致它们在运动中不能正常滑动。这种挛缩可能是由于创伤、炎症或术后活动减少引起的。

（五）神经挛缩

神经挛缩是指神经元和神经纤维的不可逆性改变，通常伴随着肌肉萎缩和功能丧失。这种挛缩可能是由于神经损伤或疾病引起的。

五、肌肉牵伸技术的种类和方法

肌肉牵伸可以根据不同的方法和目的进行分类，以下是一些常见的肌肉牵伸种类和方法。

（一）静态牵伸

通过保持稳定的拉伸力度及幅度来延伸肌肉和软组织。常见的方法包括静态伸展、PNF 伸展和球类伸展等。

（二）动态牵伸

通过控制运动和肌肉的协调来进行拉伸。例如，动态高抬腿和摆臂伸展等。

（三）主动牵伸

患儿自己进行肌肉的拉伸，通常需要进行特定的体操或运动，例如，坐位腿伸展和站位脚踝伸展等。

（四）被动牵伸

由物理治疗师或其他人协助患儿进行肌肉的拉伸。这种方法可以用于更深层次的牵伸，例如，被动坐位前倾伸展和被动腰部旋转伸展等。

（五）功能性牵伸

针对具体功能和姿势控制的牵伸，帮助患儿在日常生活中更好地使用肌肉。这包括步态模式的牵伸和功能性姿势训练。

六、肌肉牵伸技术的程序

肌肉牵伸程序通常需要根据患儿的具体情况和康复目标进行定制。一般的肌肉牵伸程序包括以下步骤。

（一）评估

首先，物理治疗师需要对患儿的肌肉和关节功能进行评估，确定需要进行牵伸的特定区域和肌肉。

（二）目标设定

根据评估结果，确定牵伸的具体康复目标，例如，扩大关节活动范围、减轻疼痛或提高肌肉柔韧性。

（三）选择适当的牵伸方法

根据目标选择适当的肌肉牵伸方法和技巧，确保安全和有效的牵伸。

（四）执行牵伸

进行肌肉牵伸，确保正确的牵伸体位，同时避免过度拉伸或引起疼痛。

（五）持续监测和调整

在康复过程中，不断监测患儿的进展，根据需要调整牵伸方案，以确保达到预定的康复目标。

七、肌肉牵伸技术的临床应用

肌肉牵伸技术在临床康复中广泛应用，特别是在儿童康复中。

（一）儿童运动损伤康复

用于恢复儿童运动损伤后的肌肉功能和扩大关节活动范围。

（二）儿童神经损伤康复

在神经损伤康复中，肌肉牵伸可以帮助儿童减轻肌肉痉挛，提高肌肉控制。

（三）儿童发育迟缓和运动障碍

用于改善儿童的运动和姿势控制，促进正常的发育和运动能力。

（四）儿童慢性疼痛管理

在慢性疼痛管理中，肌肉牵伸可以减轻肌肉紧张和疼痛，提高生活质量。

（五）儿童康复训练

用于帮助儿童恢复日常生活中所需的功能和活动能力。

第二节　上肢肌肉牵伸技术

一、肩部肌肉牵伸技术

肩部肌肉的牵伸技术有助于改善肩部的柔韧性和减轻肩部的紧张感，以改善肩关节的运动功能。

（一）肩部后伸拉伸

站立或坐下，将一只手臂向后伸展，进行拉伸。物理治疗师可以握住其伸展的手肘，轻轻向后施加压力，直到感到舒适的牵拉感。保持这个姿势 15~30 秒，然后换另一侧（见图 4-1）。

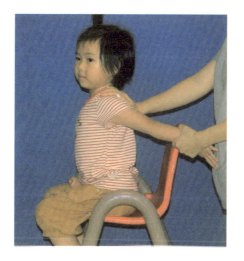

图 4-1　肩部后伸拉伸

（二）肩部前伸拉伸

站立或坐下，将一只手伸直过头，然后将手臂从头部的正前方向后方伸展。用另一只手握住伸展的手肘，轻轻向后施加压力，直到感到舒适的牵拉感。保持这个姿势 15~30 秒，然后换另一侧（见图 4-2）。

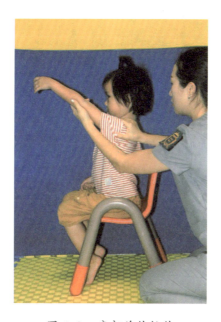

图 4-2　肩部前伸拉伸

（三）肩部旋转拉伸

站立或坐下，将一只手臂屈肘抬起，然后轻轻向上后方或向下后方推动上臂，使肩部开始旋前或旋后。这有助于放松肩部肌肉和扩大肩部的活动范围。进行数次旋转，然后换另一侧（见图 4-3 和图 4-4）。

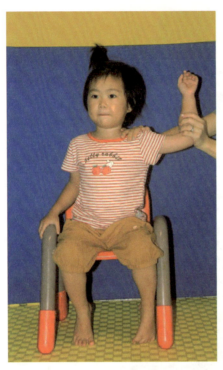 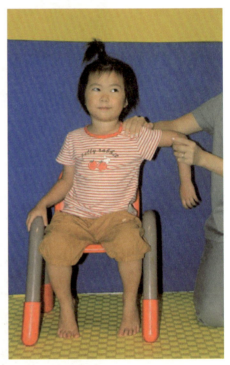

图 4-3 肩部旋前伸展   图 4-4 肩部旋后伸展

二、肘部肌肉牵伸技术

肘部肌肉的牵伸技术有助于改善肘部的柔韧性和减轻肘部的紧张感。

（一）肘部屈曲拉伸

手臂放松，手掌朝上，轻轻向上推起前臂，使前臂向上弯曲，直到感到舒适的伸展感。保持这个姿势 15~30 秒，然后换侧（见图 4-5）。

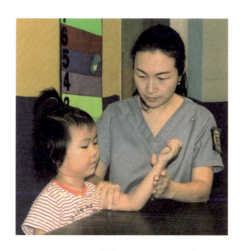

图 4-5　肘部肌肉屈曲拉伸

（二）肘部伸展拉伸

手臂放松，手掌朝上，轻轻向下按压手臂，使手臂向下伸直，直到感到舒适的伸展感。保持这个姿势 15~30 秒，然后换侧（见图 4-6）。

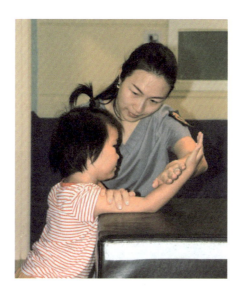

图 4-6　肘部肌肉伸展拉伸

（三）肘部旋转拉伸

手臂放松，轻轻旋转手腕，使手指指向天花板，然后指向地面。进行数次旋转，然后换侧（见图 4-7 和图 4-8）。

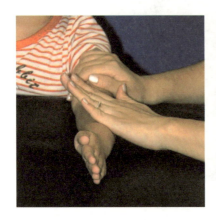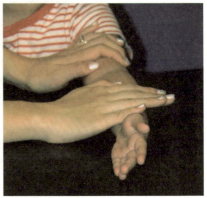

图 4-7　肘部内旋拉伸　　　　图 4-8　肘部外旋拉伸

三、腕及手部肌肉牵伸技术

腕及手部肌肉的牵伸技术可以帮助改善手部的柔韧性，减轻手部的紧张感，并有助于手部功能的改善。

（一）腕部屈曲拉伸

手臂放松，手掌朝上，轻轻向上推起手掌，使手掌向上折叠，直到感到舒适的伸展感。保持这个姿势 15~30 秒，然后换侧（见图 4-9）。

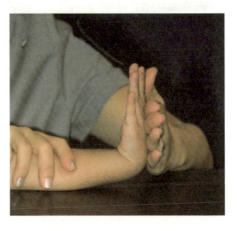

图 4-9　腕部屈曲拉伸

（二）腕部伸展拉伸

手臂放松，手掌朝下，轻轻向上推起手掌，使手掌向上折叠，直到感到舒适的伸展感。保持这个姿势 15~30 秒，然后换侧（见图 4-10）。

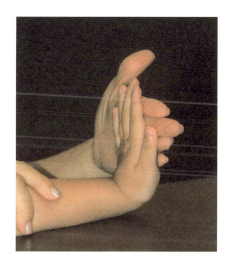

图 4-10　腕部伸展拉伸

（三）手指伸展拉伸

将手掌放在平面上，然后分别伸展每个手指，保持每个伸展动作 5~10 秒。这有助于增加手指的柔韧性（见图 4-11）。

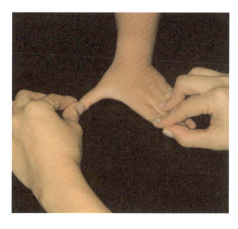

图 4-11　拇指伸展拉伸

第三节　下肢肌肉牵伸技术

一、髋部肌肉牵伸技术

髋部肌肉的牵伸技术有助于改善髋部的柔韧性，减轻髋部紧张感，并增加下肢的活动范围。

（一）髋部屈曲、伸展拉伸

站立或坐下，将一侧膝盖向上抬起靠近躯干，用两手握住膝盖后方的大腿部分，轻轻向胸部拉近，直到感到舒适的伸展感。保持这个姿势15~30秒，然后换另一侧。髋关节伸展可做弓步站，牵拉侧位于躯干后方，保持15~30秒，然后换另一侧（见图4-12）。

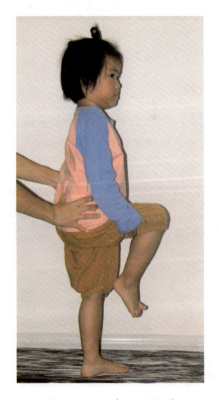

图 4-12　髋部屈曲拉伸

（二）髋部内、外旋摆动

儿童仰卧位，一侧下肢伸直，另一侧下肢屈髋屈膝90°，物理治疗师扶住儿童屈曲侧下肢的膝关节及踝关节，推动膝关节，辅助进行髋的内旋运动与外旋运动（见图4-13和图4-14）。

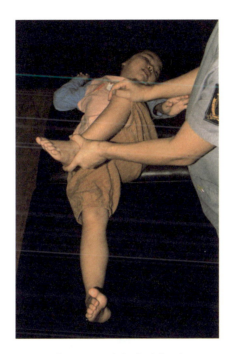

图4-13 髋部内旋摆动

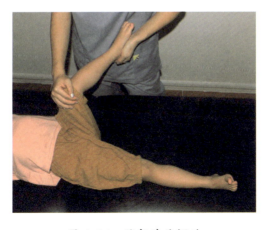

图4-14 髋部外旋摆动

二、膝部肌肉牵伸技术

膝部肌肉的牵伸技术有助于增强膝部的柔韧性，减轻膝部的紧张感，改善膝关节功能。

（一）膝关节屈曲拉伸

坐立或站立位，将一只膝盖向胸部抬起，用两手握住小腿部分，轻轻向胸部拉近，直到感到舒适的伸展感。保持这个姿势15~30秒，然后换另一侧（见图4-15）。

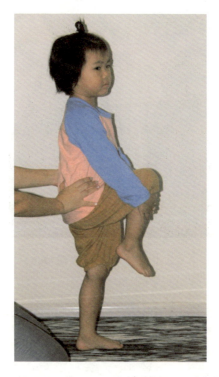

图4-15　站立位膝关节屈曲拉伸

（二）膝关节伸展拉伸

坐位或站立位，伸直或抬高一只腿，然后用手尽量去触碰脚背，保持膝关节伸直，直到感到舒适的伸展感。保持这个姿势15~30秒，然后换另一侧（见图4-16）。

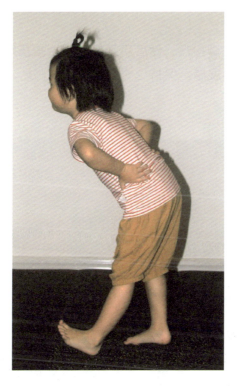

图 4-16　站立位膝关节伸展拉伸

三、踝及足部肌肉牵伸技术

踝及足部肌肉的牵伸技术有助于改善踝关节的稳定性，减轻足部的紧张感，并有助于改善足部的功能。

（一）踝部伸展

坐立，将一只脚伸直，然后用手轻轻向下按压脚背，使踝关节跖屈，直到感到舒适的伸展感。保持这个姿势 15~30 秒，然后换另一侧。

（二）足底伸展

坐立，将一只脚放在对侧大腿的上方，然后用手轻轻向上按压脚底，使足底伸展，直到感到舒适的伸展感。保持这个姿势 15~30 秒，然后换另一侧。

（三）趾部伸展

坐立，将一只脚抬起，然后用手轻轻向上按压趾部，使趾部伸展，直到感到舒适的伸展感。保持这个姿势 15~30 秒，然后换另一侧（见图 4-17）。

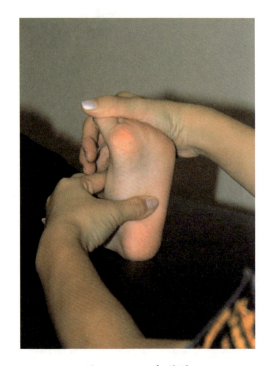

图 4-17　趾部伸展

第四节　脊柱肌肉牵伸技术

一、颈部肌肉牵伸技术

（一）徒手被动牵伸

这是由他人帮助进行的颈部肌肉伸展，通常在医疗或康复环境中进行。物理治疗师轻轻地拉伸和扭动儿童的颈部，以增加颈部肌肉的柔韧性和减轻紧张感（见图 4-18）。

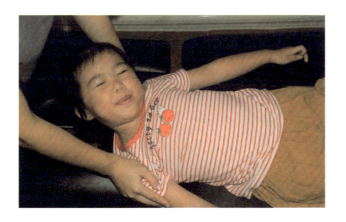

图4-18　颈部肌肉徒手被动牵伸

（二）自我牵伸

这是患儿自己进行的颈部肌肉伸展，可以在日常生活中执行。自我牵伸方法包括转动头部、倾斜头部或伸展颈部肌肉，以减轻颈部紧张和不适感。

二、腰部肌肉牵伸技术

（一）徒手被动牵伸

这是通过他人的帮助进行的腰部肌肉伸展，通常由物理治疗师执行，包括拉伸、扭动或按摩腰部区域，以帮助减轻腰部紧张和疼痛（见图4-19）。

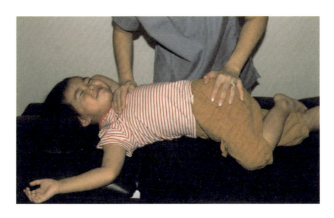

图4-19　腰部肌肉徒手被动牵伸

（二）自我牵伸

　　这是儿童自己进行的腰部肌肉伸展，可以在家中或其他适当的环境中执行。自我牵伸方法包括拉单杠、伸展腰部、旋转髋关节或进行瑜伽和伸展体操，以促进腰部肌肉的放松和提高腰部肌肉的柔韧性。

第五章 关节松动技术

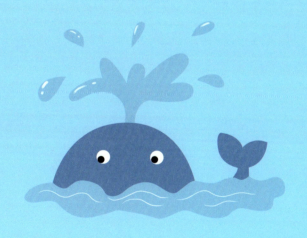

第一节　关节松动技术概述

一、关节松动技术基本概念

（一）定义

关节松动技术是一种物理疗法，旨在通过手法操作，扩大关节的活动范围，改善关节功能，并减轻关节疼痛和紧张。这是一种康复治疗方法，通常由专业医护人员执行。

（二）手法操作时关节的基本运动

在关节松动技术中，常见的基本关节运动包括屈曲、伸展、旋转、滑动等，这些运动有助于改善关节的柔韧性和增强局部力量。

（三）治疗平面

治疗平面是一个具有治疗意义的可提供参考性的假象平面，它平行于关节面，垂直于关节的轴心。牵伸手法的个同，施加的力与治疗平面的关系也不一样。

（四）关节松动技术与推拿术、按摩术的区别

虽然关节松动技术、推拿术和按摩术都可以帮助减轻疼痛和紧张，但它们有以下区别。

（1）关节松动技术侧重于操作关节，通过手法来改善关节的活动范围和功能。

（2）推拿术是一种按摩疗法，主要针对肌肉和软组织进行，通过按摩、揉捏和推拿来放松肌肉、促进血液循环和舒缓紧张。

（3）按摩术是一种施加在浅层肌肉和皮肤上的手法，旨在促进血液循环、淋巴流动以及减轻肌肉疼痛，通常不涉及直接的关节干预。

二、关节松动技术手法等级

（一）分级标准

手法等级通常用于评估和区分不同的医疗、康复或体育治疗手法的复杂性和技术要求。

1. 初级（Level Ⅰ）

初级手法通常包括基本的技术和操作，可以由初级从业者执行，需要较少的专业知识和经验。这些手法通常用于简单的情况，例如基础伸展和按摩。

2. 中级（Level Ⅱ）

中级手法需要更多的专业知识和技术技能，通常由经验丰富的从业者执行。这些手法可能涉及更复杂的操作，例如特定的关节干预或肌肉治疗。

3. 高级（Level Ⅲ）

高级手法需要高度的专业知识、技能和经验，通常由专业领域的专家执行。这些手法可能包括复杂的关节操作、神经系统干预或高级康复治疗。

4. 专业级（Level Ⅳ）

专业级手法需要极高的专业知识和技能，通常由高度专业化的专家执行。这些手法可能包括高度复杂的外科干预、特殊治疗或手术技术。

（二）手法等级选择

选择手法等级通常依赖于以下因素。

1. 儿童病情

根据儿童的具体病情和治疗需求来选择手法等级。轻微病情可能只需要初级或中级手法，而严重或复杂病情可能需要高级或专业级手法。

2. 从业者资质

从业者的培训和资质也是选择手法等级的关键因素。只有经过相关培训和认证的从业者才能执行高级和专业级手法。

3. 治疗目标

确定治疗的具体目标，例如疼痛缓解、康复或功能改善，可以帮助决定选择何种手法等级。

4. 儿童偏好

有些儿童可能更愿意接受特定手法等级的治疗，因此也要考虑儿童的意愿。

5. 医疗机构政策

医疗机构或临床实践可能有自己的政策和标准，规定了可以执行的手法等级。

三、关节松动技术的治疗作用

关节松动技术具有多种治疗作用。

（一）缓解疼痛

关节松动技术有助于减轻由关节问题引起的或与肌肉紧张有关的疼痛。柔和而有针对性的手法可以促进血液循环，释放肌肉和软组织的紧张，减轻炎症，从而减轻疼痛感。

（二）改善关节活动范围

关节松动技术的一个主要目标是增加关节的灵活性和活动范围。适当的手法和运动可以缓解关节的僵硬和限制，从而使关节能够更自由地移动，有助于恢复正常的功能。

（三）增加本体反馈

本体感知是指人体感知自身在空间中的位置和运动的能力。关节松动技术可以通过刺激关节和肌肉，提高本体感知，帮助个体更好地掌握身体的位置和姿势。这对于康复和运动表现非常重要，因为它可以提高运动技能和预防伤害。

四、关节松动技术的临床应用

（一）适应证

关节松动技术在临床中有多种适应证，用于帮助儿童改善关节健康和康复。

1. 骨关节疾病

关节松动技术可以用于治疗骨关节疾病，如骨关节炎，以减轻疼痛，扩大关节活动范围和延缓疾病进展。

2. 肌肉紧张和痉挛

对于患有肌肉紧张、痉挛或肌肉不适的儿童，关节松动技术可以帮助释放肌肉的紧张，减轻痉挛和不适感。

3. 康复和运动表现

运动员和康复儿童可以使用关节松动技术来提高关节灵活性，提高本体感知和预防运动相关的伤害。

4. 手术后康复

关节松动技术在术后康复中有应用，可帮助儿童恢复正常的关节功能和活动能力。

5. 慢性疼痛管理

对于患有慢性疼痛症状的儿童，关节松动技术可以作为一种非药物治疗方法，有助于疼痛管理。

（二）禁忌证

尽管关节松动技术在许多情况下都是安全和有效的，但也存在一些禁忌证，即某些情况下不应该使用或需要特别谨慎使用这些技术。

1. 骨折或明显的骨折风险

如果儿童有骨折或明显的骨折风险，关节松动技术可能会加重骨折或增加风险，因此需要特别小心。

2. 关节稳定性问题

对于关节稳定性问题，如严重的关节脱位或韧带撕裂，关节松动技术可能不适用，因为它可能导致进一步的损伤。

3. 感染或皮肤损伤

存在感染或皮肤损伤的区域可能不适合进行关节松动技术，以防止感染扩散或皮肤进一步受损。

4. 特定疾病或健康状况

某些系统性疾病或健康状况可能需要特殊注意或禁止使用关节松动技术，因为它们可能影响治疗的安全性和有效性。

五、关节松动技术的操作程序

（一）儿童体位

儿童体位的选择取决于所需的关节松动技术和治疗区域。

1. 仰卧位

一般适用于颈部、肩部、胸部和上、下肢的治疗。

2. 俯卧位

一般适用于腰骶部、骨盆和下肢的治疗。

3. 侧卧位

一般适用于侧躺部位的关节松动治疗，如肩关节或髋关节。

（二）物理治疗师位置及操作手法

物理治疗师应站立、坐立或跪立在适当的位置，以便执行所需的手法。操作手法应根据儿童体位和治疗目标而定。常见的手法包括：

1. 手法操控

物理治疗师徒手进行关节松动、旋转、屈曲、伸展、分离等操作。

2. 压力和按摩手法

物理治疗师可以使用手掌、手指或肘部来施加适当的压力和按摩，以放松肌肉和软组织。

3. 牵引

通过拉伸和牵引关节，物理治疗师可以增加关节的间隙和活动范围。

4. 轻微振动或摆动

一些治疗中可能需要应用轻微的振动来促进血液循环和松动软组织。

（三）治疗前评估

在进行关节松动技术之前，物理治疗师需要对儿童进行详细的评估，以了解患儿的病史、症状、疼痛程度和治疗目标。

治疗前评估还应包括检查相关的生理指标，如关节的稳定性、肌肉张力、活动范围和本体感觉等。

（四）手法应用技巧

手法应用技巧取决于所执行的具体关节松动技术。物理治疗师应该严格按照专业技术规范和临床经验来采用相关技巧。

在进行手法治疗时，物理治疗师需要注意患儿的反应和舒适度，以确保治疗的安全和有效性。

物理治疗师应掌握适当的手法压力和速度，以满足患儿的需求和治疗目标。

第二节　上肢关节松动技术

一、肩部关节

（一）运动学概要

肩部关节是上肢和躯干相连接的重要关节之一，包括肩胛骨和上臂骨头（肱骨）。了解肩部关节的运动学是进行肩部关节松动技术的基础。

1. 屈曲

将手臂从前面抬起，使手臂向前平举过头（见图 5-1）。

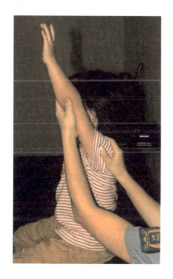

图 5-1　肩关节屈曲松动术

2. 伸展

将手臂从下从后运动，使手臂向后伸展（见图 5-2）。

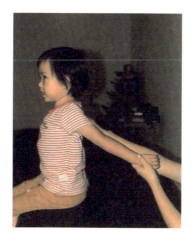

图 5-2　肩关节伸展松动术

3. 内旋

将上臂向内旋转，使掌心侧朝向身体后方（见图 5-3）。

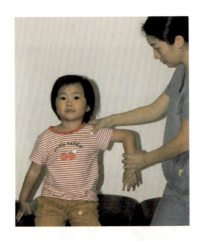

图 5-3　肩关节外展位内旋松动术

4. 外旋

将上臂向外旋转，使掌心侧朝向身体前方（见图 5-4）。

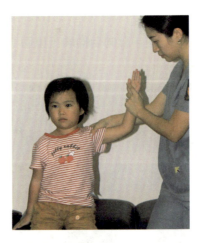

图 5-4　肩关节外展位外旋松动术

5. 内收

将手臂从身体侧面靠近身体，使手臂向内向下靠近身体中心（见图 5-5）。

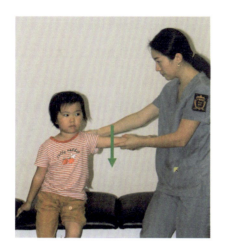

图 5-5 肩关节内收松动术

6. 外展

将手臂从身体侧面抬起，使手臂向外向上抬起（见图 5-6）。

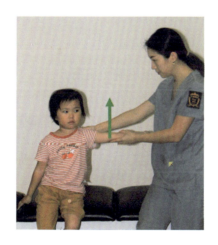

图 5-6 肩关节外展松动术

（二）手法操作要领

在进行肩部关节松动技术时，需要特别小心，确保儿童的安全和舒适。

1. 儿童体位

儿童通常坐于治疗台上或坐椅上，物理治疗师需要确保儿童的肩部和上臂处于适当的位置，以便执行所需的运动。

2. 预热

在进行深度的关节松动之前，可以进行一些轻微的预热运动，如肩部的旋转、抬举和屈伸等，以准备肩部进行更大范围的运动。

3. 手法选择

根据儿童的症状和需求，物理治疗师可以选择不同的手法来进行肩部关节松动，包括手法操控、轻微的牵引、按摩或其他适当的手法。

二、肘部关节

（一）肘部关节运动学概要

肘部是上肢的关键关节，由肱骨、尺骨和桡骨组成。肘关节包括三个关节，即肱尺关节、肱桡关节和桡尺近端关节。肘关节可以进行前屈（弯曲）、后伸运动，也参与前臂的旋前和旋后。了解肘部关节的运动学对于进行肘部关节松动技术至关重要。

1. 屈曲

将前臂向上弯曲，前臂接近肩膀（见图5-7）。

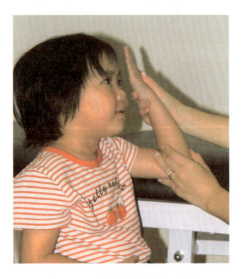

图 5-7　肘关节屈曲松动术

2. 伸展

将前臂伸直，前臂与肱骨位于同一延长轴上（见图5-8）。

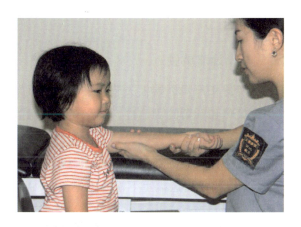

图5-8　肘关节伸展松动术

3. 旋转

前臂绕长轴旋转，掌心可上下翻转。

（二）肱尺关节操作要领

肱尺关节位于前臂的上部，由肱骨远端和尺骨近端相关节。在进行肱尺关节松动技术时，需要特别小心，确保儿童的安全和舒适。

1. 儿童体位

儿童通常坐于治疗台上或坐椅上，物理治疗师需要确保儿童的肘部和前臂处于适当的位置，以便执行所需的运动。

2. 预热

在进行深度的关节松动之前，可以进行一些轻微的预热运动，如前臂的屈曲和伸展，以准备肱尺关节进行更大范围的运动。

3. 手法选择

根据儿童的症状和需求，物理治疗师可以选择不同的手法来进行肘部关节松动，包括手法操控、轻微的牵引、按摩或其他适当的手法。例如：手臂伸直放松，手掌朝上，固定肱骨远端，将尺骨近端上下松动。

（三）肱桡关节操作要领

肱桡关节位于前臂的上部，由肱骨远端和桡骨近端相关节。在进行肱桡关节松动技术时，操作要领与肱尺关节类似，并需小心，以确保患儿的舒适和安全。

（四）桡尺近端关节操作要领

桡尺近端关节由桡骨和尺骨近端相关节。进行桡尺近端关节松动技术时，需要特别关注肩关节和前臂的稳定性，尽量避免儿童的上肢承受不适当的压力或旋转。在进行桡尺近端关节松动术操作时，操作要领与肱尺关节类似，并需小心，以确保儿童的舒适和安全。例如，手臂伸直放松，手掌朝上，固定尺骨近端，将桡骨近端上下松动（见图5-9）。

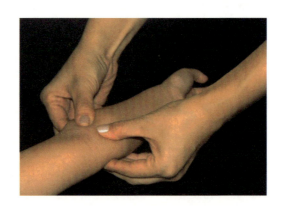

图5-9　桡尺近端关节松动术

三、腕部关节

（一）腕部关节运动学概要

腕部关节是连接手掌和前臂的关键关节，包括多个小骨，如桡骨、尺骨、腕骨等。了解腕部关节的运动学对于进行腕部关节松动术操作至关重要。

1. 屈曲

将手掌向手腕方向弯曲。

2. 伸展

将手掌向手背方向伸展。

3.桡侧屈

手腕向外侧弯曲，使拇指一侧的手腕靠近前臂。

4.尺侧屈

手腕向内侧弯曲，使小指一侧的手腕靠近前臂。

5.外旋

手腕向外旋转，使拇指一侧的手腕转动向上。

6.内旋

手腕向内旋转，使小指一侧的手腕转动向上。

（二）桡尺远端关节操作要领

桡尺远端关节位于前臂与手腕之间，由桡骨与尺骨远端相关节，是腕部关节的一部分。

1.前后向滑动

物理治疗师可以轻轻按压桡骨和尺骨，使其在前后方向上滑动，以促进关节松动。

2.后前向滑动

与前后向滑动相反，物理治疗师可以轻轻按压桡骨和尺骨，使其在后前方向上滑动，以促进关节松动（见图5-10）。

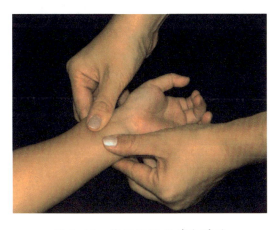

图 5-10　桡尺远端后前向滑动

（三）桡腕关节操作要领

桡腕关节是腕部关节的一部分，由桡骨远端的腕关节面和关节盘组成关节窝，与近侧列腕骨相关节，负责掌控手腕的弯曲和伸展。

1. 分离牵引

物理治疗师可以轻轻拉开桡骨和尺骨，以分离这两根骨头，促进关节松动。

2. 前后向滑动

物理治疗师可以轻轻按压桡骨和尺骨，使其在前后方向上滑动，以促进关节松动。

3. 后前向滑动

与前后向滑动相反，物理治疗师可以轻轻按压桡骨和尺骨，使其在后前方向上滑动，以促进关节松动。

4. 尺侧滑动

在固定掌骨的同时，物理治疗师可以将前臂远端向小指一侧施加轻压，使桡骨和尺骨在尺侧方向上滑动，以促进关节松动（见图 5-11）。

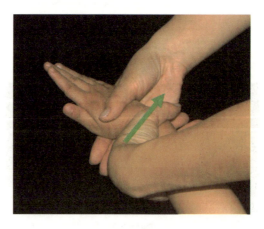

图 5-11　桡腕关节尺侧滑动

5. 桡侧滑动

在固定掌骨的同时，物理治疗师可以将前臂远端向拇指一侧施加轻压，使桡骨和尺骨在桡侧方向上滑动，以促进关节松动（见图 5-12）。

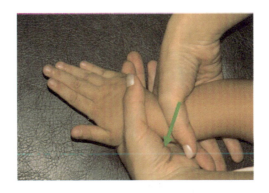

图 5-12　桡腕关节桡侧滑动

6. 旋转摆动

物理治疗师可以固定前臂，将手掌朝上朝下进行轻微的旋转摆动手法，使腕部进行旋转，以缓解紧张和促进松动（见图 5-13 和图 5-14）。

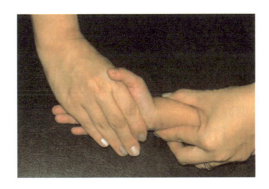

图 5-13　桡腕关节外旋滑动

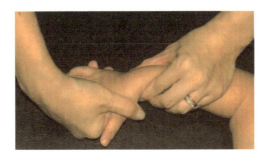

图 5-14　桡腕关节内旋滑动

（四）腕骨间关节操作要领

腕骨间关节是腕部多个小骨头之间的关节。可以通过小关节面的滑动，灵活松动腕骨间关节（见图5-15）。

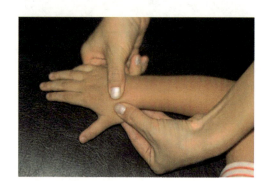

图 5-15　大多角骨－小多角骨关节松动手法

1. 前后向滑动

物理治疗师可以轻轻按压相邻的腕骨，使其在前后方向上滑动，以促进关节松动。

2. 后前向滑动

与前后向滑动相反，物理治疗师可以轻轻按压相邻的腕骨，使其在后前方向上滑动，以促进关节松动。

四、手部关节

（一）手部关节运动学概要

手部是人体中最复杂的运动系统之一，包含多个关节，每个关节都具有独特的运动范围和功能。

1. 腕关节

允许手腕的弯曲（屈曲）和伸直（伸展）运动，以及向内侧（尺侧）和向外侧（桡侧）的倾斜运动。

2. 掌指关节和指间关节

允许手指的弯曲（屈曲）和伸直（伸展）运动。掌指关节在手掌内，指间关节位于手指中。

3. 拇指腕掌关节

允许拇指的弯曲（屈曲）和伸直（伸展）运动，以及向内侧（尺侧）和向外侧（桡侧）的倾斜运动。

（二）手部关节操作要领

1. 腕掌关节长轴牵引

（1）目的：扩大腕掌关节的运动范围，减轻关节紧张。

（2）操作要领：

①儿童坐在舒适的位置，手臂伸直放在桌面上，腕掌关节处于中立位置，手部放松。

②物理治疗师站在患儿一侧，用一只手稳定儿童前臂的远端。

③物理治疗师使用另一只手，轻轻抓住患儿的手掌，将其手腕向远离身体方向轻轻拉伸，使腕掌关节的长轴增加间隙。

④拉伸过程应缓慢，持续几秒钟，然后松开。

⑤重复操作，每次逐渐增加拉力，但不要造成任何不适。

2. 掌骨间关节前后向或后前向滑动

（1）目的：改善手掌骨骼之间的滑动，促进关节功能。

（2）操作要领：

①儿童坐在舒适的位置，手臂伸直放在桌面上，手部放松。

②物理治疗师站在患儿一侧，用一只手稳定目标掌骨。

③物理治疗师使用另一只手，在邻近掌骨位置施加轻压，使掌骨之间产生前后向或后前向的滑动。

④滑动应轻柔，避免过度压力。

⑤重复操作，每次逐渐增加滑动幅度。

3. 掌指关节分离牵引

（1）目的：分离手指关节，增加关节间的间隙，舒缓关节紧张。

（2）操作要领：

①儿童坐在舒适的位置，手臂伸直放在桌面上，手部放松。

②物理治疗师站在患儿一侧，用一只手稳定目标手指的掌骨。

③物理治疗师使用另一只手，轻轻抓住目标手指的近端指骨，将指骨与掌骨分离，产生轻微的、垂直于关节面的拉力，使关节的两骨表面呈直角相互分开。

④拉力应逐渐增加，但要确保不引起不适或疼痛。

⑤每个手指都要分别操作，包括掌指关节和指间关节。

4.掌指关节长轴牵引

（1）目的：扩大手指关节的运动范围，减轻关节紧张。

（2）操作要领：

①儿童坐在舒适的位置，手臂伸直放在桌面上，手部放松。

②物理治疗师站在患儿一侧，用一只手稳定目标手指的掌骨。

③物理治疗师使用另一只手，轻轻抓住目标手指的近端指骨，沿其手指关节的长轴方向轻轻拉伸，产生平行于关节面的拉力，使关节远程移位。

④拉伸过程应缓慢，持续几秒钟，然后松开拉力。

⑤重复操作，每次逐渐增加拉力，但不要造成不适。

5.掌指关节前后向或后前向滑动

（1）目的：改善手指关节的前后向滑动，提高关节的灵活性。

（2）操作要领：

①儿童坐在舒适的位置，手臂伸直放在桌面上，手部放松。

②物理治疗师站在患儿一侧，用一只手稳定目标手指的掌骨。

③物理治疗师使用另一只手，轻轻在目标手指的近侧指骨施加前后向或后前向的滑动力，使掌指关节进行滑动。

④滑动应轻柔，避免过度压力。

⑤重复操作，每次逐渐增加滑动幅度。

6. 掌指关节侧方滑动

（1）目的：提高手指关节的侧向灵活性，增加关节的稳定性。

（2）操作要领：

①儿童坐在舒适的位置，手臂伸直放在桌面上，手部放松。

②物理治疗师站在患儿一侧，用一只手稳定目标手指的掌骨。

③物理治疗师使用另一只手，轻轻在目标手指的近侧指骨施加侧方滑动力，使掌指关节进行侧向滑动。

④滑动应轻柔，避免过度压力。

⑤重复操作，每次逐渐增加滑动幅度。

7. 拇指腕掌关节长轴牵引

（1）目的：扩大拇指腕掌关节的运动范围，减轻关节紧张。

（2）操作要领：

①儿童坐在舒适的位置，手臂伸直放在桌面上，手部放松。

②物理治疗师站在患儿一侧，用一只手稳定目标腕骨。

③物理治疗师使用另一只手，轻轻抓住儿童的拇指掌骨，将其拇指腕掌关节的长轴向外拉伸，使关节远程移位。

④拉伸过程应缓慢，持续几秒钟，然后松开拉力。

⑤重复操作，每次逐渐增加拉力，但不要造成不适。

8. 拇指腕掌关节前后向滑动

（1）目的：改善拇指腕掌关节的前后向滑动，扩大关节的运动范围。

（2）操作要领：

①儿童坐在舒适的位置，手臂伸直放在桌面上，手部放松。

②物理治疗师站在患儿一侧，用一只手稳定目标腕骨。

③物理治疗师使用另一只手，轻轻在拇指掌骨上方施加前后向滑动力，使拇指腕掌关节进行前后向滑动。

④滑动应轻柔，避免过度压力。

⑤重复操作，每次逐渐增加滑动幅度。

9. 拇指腕掌关节后前向滑动

（1）目的：改善拇指腕掌关节的后前向滑动，扩大关节的运动范围。

（2）操作要领：

①儿童坐在舒适的位置，手臂伸直放在桌面上，手部放松。

②物理治疗师站在患儿一侧，用一只手稳定目标腕骨。

③物理治疗师使用另一只手，轻轻在拇指掌骨下方施加后前向滑动力，使拇指腕掌关节进行后前向滑动。

④滑动应轻柔，避免过度压力。

⑤重复操作，每次逐渐增加滑动幅度。

10. 拇指腕掌关节尺侧滑动

（1）目的：提高拇指腕掌关节尺侧的滑动，增强关节的稳定性。

（2）操作要领：

①儿童坐在舒适的位置，手臂伸直放在桌面上，手部放松。

②物理治疗师站在患儿一侧，用一只手稳定目标腕骨。

③物理治疗师使用另一只手，轻轻在拇指掌骨绕侧施加尺侧滑动力，使拇指腕掌关节进行尺侧滑动。

④滑动应轻柔，避免过度压力。

⑤重复操作，每次逐渐增加滑动幅度。

11. 拇指腕掌关节桡侧滑动

（1）目的：提高拇指腕掌关节桡侧的滑动，增强关节的稳定性。

（2）操作要领：

①儿童坐在舒适的位置，手臂伸直放在桌面上，手部放松。

②物理治疗师站在患儿一侧，用一只手稳定目标腕骨。

③物理治疗师使用另一只手，轻轻在拇指掌骨尺侧施加桡侧滑动力，使拇指腕掌关节进行桡侧滑动。

④滑动应轻柔，避免过度压力。

⑤重复操作，每次逐渐增加滑动幅度。

12.近端指间关节和远端指间关节

（1）目的：扩大手指的近端和远端指间关节的运动范围，增强手指的柔韧性。

（2）操作要领：

①儿童坐在舒适的位置，手臂伸直放在桌面上，手部放松。

②物理治疗师站在患儿一侧，用一只手稳定目标指关节的近端指骨。

③物理治疗师使用另一只手，轻轻在目标指关节的远端指骨处施加拉力，使近端和远端指间关节分别进行牵引。

④牵引应缓慢，持续几秒钟，然后松开拉力。

⑤重复操作，每次逐渐增加拉力，但不要造成不适。

第三节　下肢关节松动技术

一、髋部关节

（一）髋部关节运动学概要

髋部关节是人体最大的关节之一，位于下肢骨盆和大腿骨之间。它具有 3 个自由度，允许复杂的运动，包括屈曲、伸展、内旋、外旋、外展和内收。

1.屈曲

将大腿从伸展位置向前抬起，使大腿和躯干之间的角度减小。

2.伸展

将抬起的大腿向后移动，使大腿和躯干之间的角度增大。

3.内旋

将大腿向内转动，使脚尖指向躯干。

4. 外旋

将大腿向外转动，使脚尖指向外侧。

5. 内收

将大腿从外侧移回中线。

6. 外展

将大腿从中线向外侧抬起。

这些运动允许髋部关节在日常活动中执行各种任务，如行走、跑步、坐下和站立。

（二）髋部关节松动技术/操作要领

关节松动手法用于改善关节的运动范围、减轻紧张和增强关节的稳定性。

1. 髋部屈曲松动

操作要领（见图5-16）：

（1）儿童平躺在平坦的床或治疗台上。

（2）物理治疗师站在患儿的一侧。

（3）物理治疗师用一只手稳定患儿的髋部，另一只手轻轻抓住患儿的大腿。

（4）物理治疗师轻柔地将患儿的大腿向胸部方向屈曲，然后缓慢地放松。

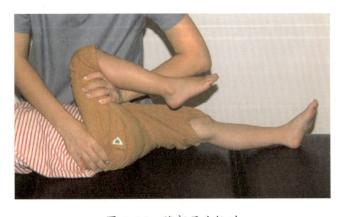

图5-16　髋部屈曲松动

（5）重复数次，逐渐增加屈曲的幅度。

2. 髋部伸展松动

操作要领（见图 5-17）：

（1）儿童俯卧在床上。

（2）物理治疗师站在患儿的一侧。

（3）物理治疗师用一只手稳定患儿的髋部，另一只手轻轻抓住患儿的大腿。

（4）物理治疗师轻柔地将患儿的大腿向床的方向伸展，然后缓慢地放松。

（5）重复数次，逐渐增加伸展的幅度。

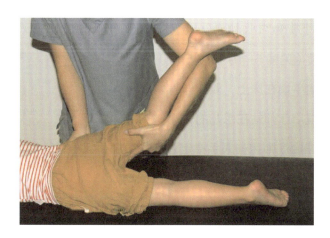

图 5-17　髋部伸展松动

3. 髋部旋转松动

操作要领（见图 5-18）：

（1）儿童平躺在床上，膝盖弯曲。

（2）物理治疗师站在患儿的一侧。

（3）物理治疗师用一只手稳定患儿的髋部，另一只手轻轻抓住患儿的膝盖。

（4）物理治疗师轻柔地将患儿的膝盖进行内旋和外旋运动。

（5）重复数次，逐渐增加旋转的幅度。

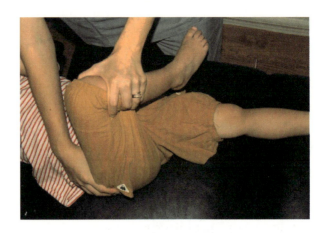

图 5-18 髋部旋转松动

4.髋部外展和内收松动

操作要领（见图 5-19 和图 5-20）：

（1）儿童平躺在床上，双腿伸直。

（2）物理治疗师站在患儿的一侧。

（3）物理治疗师用一只手稳定患儿的髋部，另一只手轻轻抓住患儿的脚踝。

（4）物理治疗师轻柔地将患儿的脚踝进行外展和内收运动。

（5）重复数次，逐渐增加外展和内收的幅度。

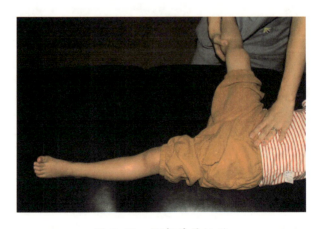

图 5-19 髋部外展松动

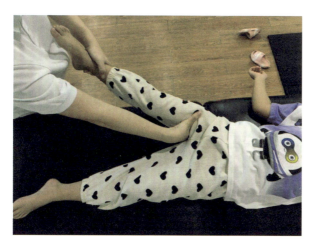

图 5-20　髋部内收松动

二、膝部关节

（一）膝部关节运动学概要

膝部关节是人体最大的关节之一，具有复杂的结构和运动功能。

1. 屈曲

将小腿向臀部方向弯曲，减小大腿和小腿之间的角度。

2. 伸展

将小腿向下方伸展，增加大腿和小腿之间的角度，使腿部伸直。

3. 内旋

将小腿向内旋转，使膝盖朝向内侧。

4. 外旋

将小腿向外旋转，使膝盖朝向外侧。

（二）股胫关节操作要领

1. 长轴牵引

（1）目的：增加膝关节的稳定性，扩大膝关节的运动范围。

（2）操作要领（见图 5-21）：

①儿童坐在舒适的位置，膝盖稍微弯曲。

②物理治疗师站在患儿的一侧。

③物理治疗师用双手环绕患儿小腿的近端。

④物理治疗师轻柔地向足侧拉伸小腿，使膝关节的长轴增加间隙。

⑤拉伸过程应缓慢，持续几秒钟，然后松开拉力。

⑥重复操作，逐渐增加拉伸的幅度。

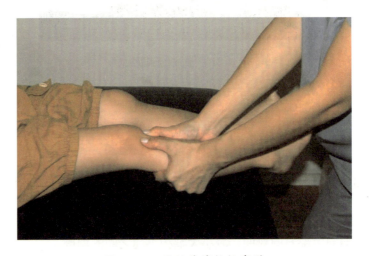

图 5-21　股胫关节长轴牵引

2. 前后向滑动

（1）目的：提高膝关节的前后向滑动，改善膝关节的灵活性。

（2）操作要领（见图 5-22）：

①儿童取仰卧位，膝盖弯曲。

②物理治疗师站在患儿的一侧。

③物理治疗师用双手环绕患儿小腿的近端。

④物理治疗师轻柔地施加向后的滑动力，使膝关节进行前后方向的滑动。

⑤滑动应轻柔，避免过度压力。

⑥重复操作，逐渐增加滑动的幅度。

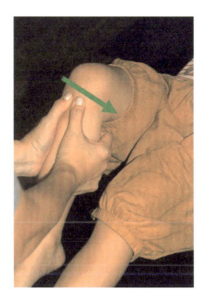

图 5-22　股胫关节前后向滑动

3. 后前向滑动

（1）目的：提高膝关节的后前向滑动，扩大关节的运动范围。

（2）操作要领（见图 5-23）：

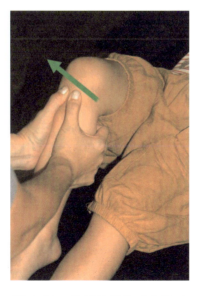

图 5-23　股胫关节前后向滑动

①儿童取仰卧位，膝盖略微弯曲。

②物理治疗师站在患儿的一侧。

③物理治疗师用双手环绕患儿小腿的近端。

④物理治疗师轻柔地施加向前的滑动力，使膝关节进行后前方向滑动。

⑤滑动应轻柔，避免过度压力。

⑥重复操作，逐渐增加滑动的幅度。

（三）髌股关节操作要领

1.分离牵引

（1）目的：减轻疼痛，减轻关节负担，改善关节活动度，帮助恢复关节功能，促进康复进程。

（2）操作要领（见图5-24）：

①儿童取仰卧位，腿部伸直。

②物理治疗师站在患儿的一侧。

③物理治疗师用一只手稳定患儿的大腿，另一只手轻轻抓住患儿的髌骨（位于膝盖前面）。

④物理治疗师轻柔地进行髌骨的分离牵引，即向上抬起髌骨。

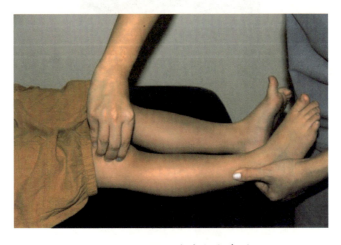

图5-24　髌股关节分离牵引

⑤牵引应在可控制的范围内进行，避免引起不适或疼痛。

⑥重复操作，逐渐增加牵引的幅度。

2. 侧方滑动

（1）目的：改善髌骨轨迹，使其在髌骨关节内滑动得更平稳，且减轻疼痛，侧方滑动有助于恢复正常运动功能。

（2）操作要领（见图 5-25）：

①儿童取仰卧位，腿部伸直。

②物理治疗师站在患儿的一侧。

③物理治疗师用一只手稳定患儿的大腿，另一只手轻轻施加侧方滑动力，使髌骨进行侧方滑动。

④滑动应轻柔，避免过度压力。

⑤重复操作，逐渐增加滑动幅度。

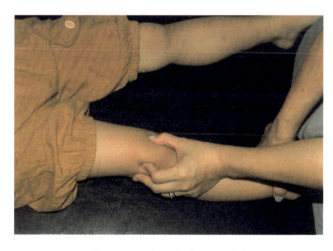

图 5-25　髌股关节侧方滑动

3. 上下滑动

（1）目的：上下滑动可以帮助改善膝关节的活动度，特别是髌骨在屈伸过程中的运动幅度，增强膝关节的灵活性。

（2）操作要领（见图 5-26）：

①儿童取仰卧位，腿部伸直。

②物理治疗师站在患儿的一侧。

③物理治疗师用一只手稳定患儿的大腿，另一只手轻轻对髌骨施加上下滑动力，使髌骨进行上下滑动。

④滑动应轻柔，避免过度压力。

⑤重复操作，逐渐增加滑动幅度。

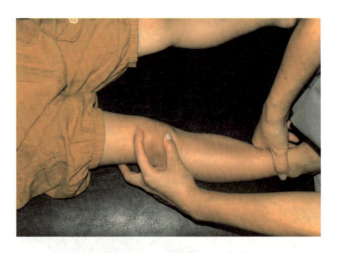

图 5-26　髌股关节上下滑动

（四）上胫腓关节操作要领

前后关节滑动。

（1）目的：上胫腓关节的操作要领通常用于改善小腿骨（胫骨和腓骨）之间的运动，以提高膝关节的稳定性和灵活性。

（2）操作要领（见图 5-27）：

①儿童取仰卧位，腿部伸直。

②物理治疗师站在患儿的一侧。

③物理治疗师用一只手控制患儿的胫骨近端，另一只手控制患儿的腓骨近端，轻轻将两侧轮流施加前后向滑动力，使小腿骨进行前后滑动。

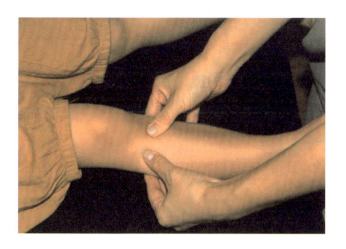

图 5-27　胫腓近端关节滑动

④滑动应轻柔，避免过度压力。

⑤重复操作，逐渐增加滑动幅度。

三、踝部关节

（一）踝部关节运动学概要

踝部关节位于腿部和足部之间，具有以下主要运动。

1. 背屈

将前足抬起，脚趾向上弯曲。

2. 跖屈

将前足推向下方，脚趾向下弯曲。

3. 足外翻

将足部向外侧翻转。

4. 足内翻

将足部向内侧翻转。

（二）下胫腓关节操作要领

前后关节滑动。

（1）目的：下胫腓关节的前后向或后前向滑动操作通常用于扩大足部的运动范围，减轻紧张和提高关节的稳定性。

（2）操作要领（见图5-28）：

①儿童取仰卧位，腿部伸直，足踝放松。

②物理治疗师站在患儿的一侧。

③物理治疗师用一只手控制患儿的胫骨远端，另一只手控制患儿的腓骨远端。

④物理治疗师轻轻将两侧轮流施加前后向滑动力，使小腿骨进行前后滑动。

⑤滑动应平稳而不强硬，避免引起不适或疼痛。

⑥重复操作，逐渐增加滑动的幅度。

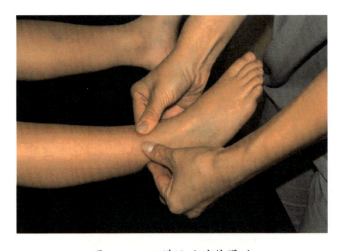

图5-28　胫腓远端关节滑动

（三）胫距关节操作要领

目的：胫距关节的操作要领通常用于改善胫骨和距骨之间的运动，以提高足部的稳定性和灵活性。

1.分离牵引

操作要领：

（1）儿童取仰卧位，腿部伸直，足踝放松。

（2）物理治疗师站在患儿的足踝方向。

（3）物理治疗师用一只手固定小腿远端，双踝的上方，另一只手环绕儿童双踝的下方。

（4）物理治疗师轻柔地将双踝下方的手向下牵伸，将胫距关节进行分离牵引。

（5）牵引应在可控制的范围内进行，避免引起不适或疼痛。

（6）重复操作，逐渐增加牵引的幅度。

2. 前后向滑动

操作要领（见图 5-29）：

（1）儿童取仰卧位，腿部伸直，足踝放松。

（2）物理治疗师站在患儿的足踝方向。

（3）物理治疗师用一只手稳定患儿的小腿远端，双踝的上方，另一只手环绕双踝下方，轻轻从前施加向后的滑动力，使胫距关节进行前后向的滑动。

（4）滑动应轻柔，避免过度压力。

（5）重复操作，逐渐增加滑动幅度。

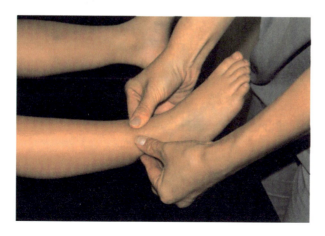

图 5-29　胫距关节前后向滑动

注：动作示范与胫腓远端关节滑动相同。

149

3. 后前向滑动

操作要领（见图 5-30）：

（1）儿童取俯卧位，腿部伸直，足踝放松。

（2）物理治疗师站在患儿的足踝方向。

（3）物理治疗师用一只手稳定患儿的小腿远端，双踝的上方，另一只手环绕双踝下方，轻轻从后施加向前的滑动力，使胫距关节进行后前向的滑动。

（4）滑动应轻柔，避免过度压力。

（5）重复操作，逐渐增加滑动幅度。

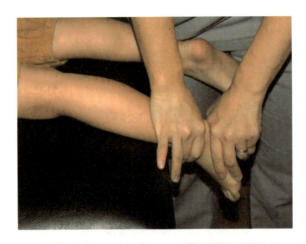

图 5-30 胫距关节后前向滑动

4. 向内侧滑动

操作要领（见图 5-31）：

（1）儿童取仰卧位，腿部伸直，足踝放松。

（2）物理治疗师站在患儿的足踝方向。

（3）物理治疗师用一只手稳定患儿的小腿远端，双踝的上方，另一只手托住足跟，轻轻将足跟从外向内侧滑动。

（4）滑动应轻柔，避免过度压力。

（5）重复操作，逐渐增加滑动幅度。

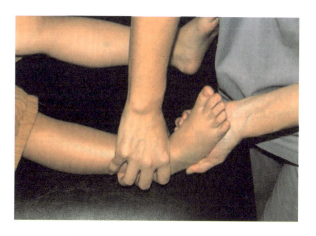

图 5-31　胫距关节向内侧滑动

5. 向外侧滑动

操作要领（见图 5-32）：

（1）儿童取仰卧位。

（2）物理治疗师站在患儿的足踝方向，足踝放松。

（3）物理治疗师用一只手稳定患儿的小腿远端，双踝的上方，另一只手托住足跟，轻轻将足跟从内向外侧滑动。

（4）滑动应轻柔，避免过度压力。

（5）重复操作，逐渐增加滑动幅度。

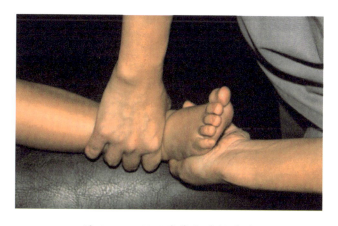

图 5-32　胫距关节向外侧滑动

6. 屈伸摆动

操作要领：

（1）儿童仰卧或坐在舒适的位置，腿部伸直，足踝放松。

（2）物理治疗师站在患儿的一侧。

（3）物理治疗师用一只手稳定患儿的小腿，另一只手轻轻抓住患儿的距骨或内外踝骨。

（4）物理治疗师轻柔地进行距下关节的屈伸摆动，即将足部进行屈曲和伸展运动。

（5）摆动应平滑，避免过度扭曲。

（6）重复操作，逐渐增加摆动的幅度。

7. 翻转摆动

操作要领：

（1）儿童仰卧或坐在舒适的位置，腿部伸直，足踝放松。

（2）物理治疗师站在患儿的一侧。

（3）物理治疗师用一只手稳定儿童的小腿，另一只手轻轻抓住患儿的距骨或内外踝骨。

（4）物理治疗师轻柔地进行距下关节的翻转摆动，即将足部进行内旋和外旋运动。

（5）摆动应平滑，避免过度扭曲。

（6）重复操作，逐渐增加摆动的幅度。

（四）距下关节操作要领

1. 分离牵引

（1）儿童取仰卧位，腿部伸直，足踝放松。

（2）物理治疗师站在患儿的足踝方向。

（3）物理治疗师用一只手固定患儿双踝的下方，另一只手环绕患儿的足跟。

（4）物理治疗师轻柔地将环绕足跟的手向下牵伸，将距下关节进行分离牵引。

（5）牵引应在可控制的范围内进行，避免引起不适或疼痛。

（6）重复操作，逐渐增加牵引的幅度。

2. 前后向滑动

（1）儿童取仰卧位，腿部伸直，足踝放松。

（2）物理治疗师站在患儿的足踝方向。

（3）物理治疗师用一只手稳定患儿的双踝下方，另一只手环绕患儿的脚背，轻轻从脚背前方施加向后的滑动力，使距下关节进行前后向的滑动。

（4）滑动应轻柔，避免过度压力。

（5）重复操作，逐渐增加滑动幅度。

3. 后前向滑动

（1）儿童取俯卧位，腿部伸直，足踝放松。

（2）物理治疗师站在患儿的足踝方向。

（3）物理治疗师用一只手稳定患儿的双踝下方，另一只手环绕患儿的脚跟，轻轻从脚跟后方施加向前的滑动力，使距下关节进行后前向的滑动。

（4）滑动应轻柔，避免过度压力。

（5）重复操作，逐渐增加滑动幅度。

4. 侧方滑动

（1）儿童取仰卧位，腿部伸直，足踝放松。

（2）物理治疗师站在患儿的足踝方向。

（3）物理治疗师用一只手稳定患儿的双踝下方，另一只手环绕患儿的脚跟，轻轻从脚跟处施加向内翻或外翻的滑动力，使距下关节进行侧方的滑动。

（4）滑动应轻柔，避免过度压力。

（5）重复操作，逐渐增加滑动幅度。

5. 屈伸摆动

（1）儿童仰卧或坐在舒适的位置，腿部伸直，足踝放松。

（2）物理治疗师站在患儿的一侧。

（3）物理治疗师用一只手稳定患儿的小腿，另一只手轻轻抓住患儿的距骨或踝骨。

（4）物理治疗师轻柔地进行距下关节的屈伸摆动，即将足部进行屈曲和伸展运动。

（5）摆动应平滑，避免过度扭曲。

（6）重复操作，逐渐增加摆动的幅度。

6. 翻转摆动

（1）儿童仰卧或坐在舒适的位置，腿部伸直，足踝放松。

（2）物理治疗师站在患儿的一侧。

（3）物理治疗师用一只手稳定患儿的小腿，另一只手轻轻抓住患儿的距骨或踝骨。

（4）物理治疗师轻柔地进行距下关节的翻转摆动，即将足部进行内旋和外旋运动。

（5）摆动应平滑，避免过度扭曲。

（6）重复操作，逐渐增加摆动的幅度。

（五）跗骨间关节操作要领

前后滑动（见图 5-33）。

（1）儿童坐在舒适的位置，腿部伸直，足踝放松。

（2）物理治疗师站在患儿的一侧。

（3）物理治疗师轻柔地进行跗骨间关节的前后滑动，即将足部进行上下滑动。

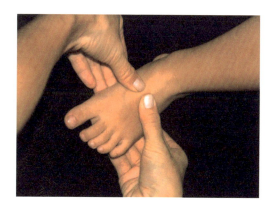

图 5-33 跗骨间关节前后滑动术

（4）滑动应平滑，避免施加过度压力。

（5）重复操作，逐渐增加滑动的幅度。

（六）跗跖关节操作要领

前后滑动（见图 5-34）。

（1）儿童坐在舒适的位置，腿部伸直，足踝放松。

（2）物理治疗师站在患儿的一侧。

（3）物理治疗师轻柔地进行跗跖关节的上下滑动，即将足部进行上下滑动。

（4）滑动应平滑，避免施加过度压力。

（5）重复操作，逐渐增加滑动的幅度。

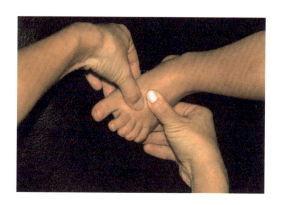

图 5-34 跗跖关节前后滑动术

四、足部关节

（一）足部关节运动学概要

足部包含多个关节。

1. 跖骨间关节

这些关节连接跖骨和跖骨，位于足部的中间部分。上下滑动是指足部中间骨骼之间的上下运动。

2. 跖趾关节

这些关节连接跖骨和趾骨，位于脚掌前部。上下滑动是指足部前部骨骼与趾骨之间的上下运动。

3. 趾骨间关节

这些关节连接趾骨，包括脚趾的近端指间关节和远端指间关节。这些关节允许趾骨之间的弯曲和伸展运动。

（二）足部关节操作要领

1. 跖骨间关节的上下滑动

（1）目的：上下滑动操作通常用于改善足部的稳定性和灵活性，尤其是足部的中间部分。

（2）操作要领：

①儿童坐在舒适的位置，腿部伸直。

②物理治疗师站在患儿的一侧。

③物理治疗师用一只手稳定患儿的腿或足部，另一只手轻轻抓住患儿的足部的中间部分。

④物理治疗师轻柔地进行跖骨间关节的上下滑动，即将足部中间骨骼进行上下运动。

⑤滑动应平滑而不强硬，避免引起不适或疼痛。

⑥重复操作，逐渐增加滑动的幅度。

2. 跖趾关节的上下滑动

（1）目的：上下滑动操作通常用于改善足部前部的稳定性和灵活性。

（2）操作要领：

①儿童坐在舒适的位置，腿部伸直。

②物理治疗师站在患儿的一侧。

③物理治疗师用一只手稳定患儿的腿或足部，另一只手轻轻抓住患儿的足部前部。

④物理治疗师轻柔地进行跖趾关节的上下滑动，即将足部前部骨骼与趾骨之间进行上下运动。

⑤滑动应平滑而不强硬，避免引起不适或疼痛。

⑥重复操作，逐渐增加滑动的幅度。

3. 趾骨间关节

（1）目的：趾骨间关节的操作可以用于改善趾骨之间的灵活性，特别是近端和远端指间关节的灵活性。

（2）操作要领：

①儿童坐在舒适的位置，腿部伸直。

②物理治疗师站在患儿的一侧。

③物理治疗师用一只手稳定患儿的足部，另一只手轻轻抓住患儿的趾骨部分。

④物理治疗师轻柔地进行趾骨间关节的操作，包括屈曲和伸展等运动，具体取决于操作的关节部位。

⑤操作应平滑而不强硬，避免引起不适或疼痛。

⑥重复操作，逐渐增加关节的灵活性。

第四节 脊柱关节松动技术

一、颈椎关节

（一）运动学概要

颈椎是脊柱中的一部分，包括 7 个椎骨，用于支持头部和允许头部的各种运动。了解颈椎的运动学是进行颈椎关节松动技术的基础。

1. 屈曲

将头部前倾，使下巴接近胸部。

2. 伸展

将头部向后仰，使头部向上抬起。

3. 旋转

头部绕纵轴旋转，使头部左右转动。

4. 倾斜

头部向一侧倾斜，使耳朵接近同侧肩膀。

（二）手法操作要领

在进行颈椎关节松动技术时，物理治疗师需要特别小心，确保患儿的安全和舒适。

1. 儿童体位

患儿通常仰卧于治疗床上或坐于治疗台或坐椅上，治疗师需要确保患儿的颈椎和头部处于适当的位置，以便执行所需的运动。

2. 预热

在进行深度的关节松动之前，可以进行一些轻微的预热运动，如颈部的旋转和倾斜，颈部肌肉的按摩放松等，以准备颈椎进行更大范围的运动。

3. 手法选择

根据患儿的症状和需求，治疗师可以选择不同的手法来进行颈椎关节松动。这可能包括手法操控、轻微的牵引、按摩或其他适当的手法。

4. 沟通

治疗师需要不断与患儿沟通，了解患儿的感觉和舒适度，以及是否有任何不适。如果患儿感到疼痛或不适，物理治疗师应减轻力度或立即停止治疗。

5. 轻柔而稳定

在进行颈椎关节松动时，物理治疗师应该保持手法轻柔且稳定，避免用力过度或快速的动作，从而引起损伤。

6. 逐渐增加幅度

如果需要进行大范围的颈椎运动，应逐渐增加幅度，而不是突然进行剧烈的运动，以减少受伤的可能性。

7. 记录

物理治疗师应该记录每次治疗的详细信息，包括患儿的反应、治疗的手法和幅度，以便进行追踪和评估治疗的效果。

颈椎关节松动技术需要受过专业培训的物理治疗师来执行，并且应该在明确儿童的需求和了解其症状的基础上进行个体化的治疗计划。安全和舒适度始终是首要考虑因素，物理治疗师应该谨慎选择手法，并密切关注患儿的反应。

二、胸椎关节

（一）运动学概要

胸椎是脊柱的中间部分，包括 12 个椎骨。了解胸椎的运动学对于进行胸椎关节松动技术至关重要。

1. 屈曲

向前倾，使胸部前倾。

2. 伸展

向后仰，使胸部向上抬起。

159

3. 旋转

胸部绕纵轴旋转，使身体左右转动。

4. 侧屈

身体向一侧倾斜，使一侧的肋骨接近髋部。

（二）操作要领

1. 儿童体位

患儿通常位于治疗台上，可以坐或卧，物理治疗师需要确保患儿的胸部和躯干处于适当的位置，以便执行所需的运动。

2. 预热

在进行深度的关节松动之前，可以进行一些轻微的预热运动，如胸部的旋转和屈曲，以准备胸椎进行更大范围的运动。

3. 手法选择

根据患儿的症状和需求，物理治疗师可以选择不同的手法来进行胸椎关节松动。这可能包括手法操控、轻微的牵引、按摩或其他适当的手法。

4. 沟通

物理治疗师需要不断与儿童沟通，了解患儿的感觉和舒适度，以及是否有任何不适。如果患儿感到疼痛或不适，治疗师应减轻力度或立即停止治疗。

5. 轻柔而稳定

在进行胸椎关节松动时，物理治疗师应该保持手法轻柔且稳定，避免用力过度或快速的动作，从而引起损伤。

6. 逐渐增加幅度

如果需要进行大范围的胸椎运动，应逐渐增加幅度，而不是突然进行剧烈的运动，以减少受伤的可能性。

7. 记录

物理治疗师应该记录每次治疗的详细信息，包括患儿的反应、治疗的手法和幅度，以便进行追踪和评估治疗的效果。

胸椎关节松动术需要受过专业培训的治疗师来执行，并且应该在明确儿童的需求和了解其症状的基础上进行个体化的治疗计划。安全和舒适度始终是首要考虑因素，物理治疗师应该谨慎选择手法，并密切关注患儿的反应。

三、腰椎关节

（一）运动学概要

腰椎是脊柱的下部分，包括 5 个椎骨。了解腰椎的运动学对于进行腰椎关节松动技术至关重要。

1. 屈曲

向前倾，使躯干前倾。

2. 伸展

向后仰，使躯干向上抬起。

3. 旋转

躯干绕纵轴旋转，使身体左右转动。

4. 侧屈

躯干向一侧倾斜，使一侧的腰部靠近髋部。

（二）操作要领

在进行腰椎关节松动技术时，需要特别小心，确保患儿的安全和舒适。

1. 儿童体位

患儿通常位于治疗台上，可以仰卧、俯卧或侧卧，治疗师需要确保患儿的腰部和骨盆处于适当的位置，以便执行所需的运动。

2. 预热

在进行深度的关节松动之前，可以进行一些轻微的预热运动，如腰部的旋转和屈曲，以准备腰椎进行更大范围的运动。

3. 手法选择

根据患儿的症状和需求，治疗师可以选择不同的手法来进行腰椎关节松动。包括手法操控、轻微的牵引、按摩或其他适当的手法。

4. 沟通

治疗师需要不断与儿童沟通，了解患儿的感觉和舒适度，以及是否有任何不适。如果患儿感到疼痛或不适，治疗师应减轻力度或立即停止治疗。

5. 轻柔而稳定

在进行腰椎关节松动时，治疗师应该保持手法轻柔且稳定，避免用力过度或快速的动作，从而引起损伤。

6. 逐渐增加幅度

如果需要进行大范围的腰椎运动，应逐渐增加幅度，而不是突然进行剧烈的运动，以减少受伤的可能性。

7. 记录

治疗师应该记录每次治疗的详细信息，包括患儿的反应、治疗的手法和幅度，以便进行追踪和评估治疗的效果。

腰椎关节松动技术需要受过专业培训的治疗师来执行，并且应该在明确儿童的需求和了解其症状的基础上进行个体化的治疗计划。安全和舒适度始终是首要考虑因素，治疗师应该谨慎选择手法，并密切关注患儿的反应。

第六章 肌力训练技术

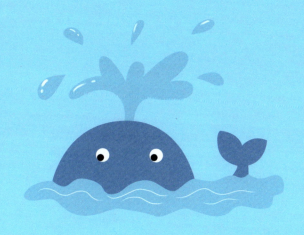

第一节　肌力训练技术概述

本节中，我们将介绍一些基本概念、影响肌力的主要因素、肌力下降的常见原因以及常用的肌力训练的方法和分类。

一、肌肉生理学基本概念

肌肉是身体的重要组成部分之一，负责产生力量、维持姿势、实现运动和支撑骨骼。

（一）肌肉纤维

肌肉的基本结构单元，具有收缩能力，可以通过神经冲动来激活。

（二）肌肉收缩

肌肉纤维缩短的过程，产生力量和运动。

（三）神经－肌肉连接

神经元与肌肉纤维之间的连接点，神经冲动通过这一连接来激活肌肉。

（四）最大肌力

一个肌肉或肌群能够产生的最大力量。

二、影响肌力的主要因素

肌力是指肢体做随意运动时肌肉收缩的力量，肌力的发展和表现受多种因素影响。

（一）遗传因素

个体的遗传背景在肌肉发展和肌力表现中起着关键作用。

（二）训练程度

通过适当的肌力训练，肌肉可以逐渐增强。

（三）营养和饮食

蛋白质、碳水化合物和脂肪等营养物质对肌肉发展至关重要。

（四）休息和恢复

适当的休息和恢复时间是肌肉生长和修复的关键。

三、肌力下降的原因

肌力可能会因多种原因而下降，包括以下几种原因。

（一）锻炼不足

缺乏适当的锻炼会导致肌肉失去力量。

（二）年龄因素

随着年龄的增长，肌肉质量和力量可能会自然减少。

（三）受伤和疾病

受伤或患病可以导致肌肉丧失功能。

四、肌力分级

肌力分级标准分为六级，分别是 0- Ⅴ级。

（1）0级：肌纤维无收缩。

（2）Ⅰ级：肌肉轻微收缩，但无法引起关节运动，无法产生动作。

（3）Ⅱ级：肢体在无抗重力状态下移动，但不能对抗重力，肢体无法抬离床面。

（4）Ⅲ级：肢体能够抬离床面，但不能对抗外界阻力。

（5）Ⅳ级：肢体能够对抗部分阻力，但又比正常水平差。

（6）Ⅴ级：正常肌力。

第二节　肌力训练技术要领

本节中，我们将探讨一些关键的基本原理，包括抗阻训练、超量恢复、适度疲劳和适宜频率。

一、基本原理

（一）抗阻训练

抗阻训练是通过应对外部重量或阻力来增加肌肉力量和质量的一种方法。

1. 逐渐增加阻力

为了推动肌肉进一步发展，必须逐渐增加使用的重量或阻力。

2. 训练特定的肌群

不同的抗阻训练动作会针对不同的肌群，所以训练计划应该包含多种不同的动作，以确保全身肌肉的均衡发展。

3. 控制动作

抗阻训练需要良好的姿势和动作控制，以减少受伤的风险，并确保目标肌肉得到适当的刺激。

（二）超量恢复

超量恢复是指在锻炼后，为肌肉提供足够的时间和营养来促进修复和生长。

1. 休息

锻炼后，肌肉需要足够的休息时间，以便恢复和生长。不充分的休息可能导致过度疲劳和伤害。

2. 营养

适当的营养对于肌肉恢复至关重要。蛋白质、碳水化合物和脂肪等营养物质可以帮助肌肉修复和生长。

3. 睡眠

充足的睡眠对于肌肉恢复和生长至关重要。睡眠时，身体会分泌生长激素，促进肌肉的生长和修复。

（三）适度疲劳和适宜频度

在肌力训练中，适度疲劳和适宜的训练频率是关键原则之一。

1. 适度疲劳

在训练中，肌肉需要经历适度的疲劳，以促进生长和适应。过度训练或训练不足都可能影响肌肉的生长。

2. 适宜频率

肌肉需要经常接受训练刺激，但训练的频率应适当，以允许足够的恢复时间。适宜的训练频率取决于个体的训练水平和目标。

二、肌力训练的基本方法

（一）传递神经冲动训练

1. 适用范围

传递神经冲动训练适用于想要改善神经系统协调性和运动技能的人，包括运动员、舞者和需要提高协调性的个体。

2. 训练方法

这种训练包括平衡练习、协调练习和反应速度练习。常见的训练方法包括单腿平衡、运动捕捉练习和手眼协调练习。

（二）助力训练

1. 适用范围

助力训练适用于初学者或需要减轻负荷的人，以帮助他们逐渐适应更高的强度和重量。

2. 训练方法

这种训练使用助力装置（如绳索或辅助设备）来减轻特定动作的重量，以减少负荷。例如，可以使用助力绳索来支持深蹲或引体向上。

（三）悬吊训练

1. 适用范围

悬吊训练适用于想要提高核心稳定性、平衡性和全身力量的人。

2. 训练方法

使用悬吊式训练设备，如 TRX 系统，进行练习。练习可以包括悬挂式平板支撑、单腿深蹲和反向引体向上。

（四）主动训练

1. 适用范围

主动训练适用于任何想要使用肌肉自身的力量来进行训练的人。

2. 训练方法

这种训练包括自由重量训练、体重训练和使用身体进行各种力量练习，如卧推、深蹲和引体向上。

（五）抗阻训练

1. 适用范围

抗阻训练适用于任何想要通过外部重量或阻力来增加肌肉力量和质量的人。

2. 训练方法

抗阻训练可以使用各种工具，包括哑铃、杠铃、弹力带和训练机器。

常见的练习包括卧推、硬拉和深蹲。

（六）等长训练

1.适用范围

等长训练适用于想要改善肌肉的耐力和静态力量的人。

2.训练方法

这种训练包括保持肌肉在不改变长度的情况下产生力量。常见的练习包括墙壁支撑、悬挂横杆和静态下蹲。

（七）等张训练

1.适用范围

等张训练适用于想要改善肌肉的力量、耐力和功能的人。

2.训练方法

这种训练通过固定特定肌肉长度来进行练习。常见的练习包括使用机器或弹力带来进行练习。

（八）短暂最大负荷训练

1.适用范围

短暂最大负荷训练适用于想要提高肌肉的最大力量和爆发力的人。

2.训练方法

这种练习包括进行最大力量的短暂爆发性练习，如举重和倒立俯卧撑。

（九）等速训练

1.适用范围

等速训练适用于想要提高肌肉的控制和力量的人。

2.训练方法

这种练习需要特定器械或装置以固定速度进行，有助于提高肌肉的控制和力量。

（十）振动力量训练

1. 适用范围

振动力量训练适用于想要改善肌肉活动和力量的人。

2. 训练方法

这种训练使用振动平台或设备来增加肌肉活动，通常包括在振动平台上进行各种动作。

三、临床应用

（一）适应

1. 康复

肌力训练可以帮助患者恢复肌肉力量和功能，适用于运动员康复、手术后康复和骨折康复等。

2. 慢性疾病管理

肌力训练可以帮助患有慢性疾病，如糖尿病、心血管疾病、肥胖等的患者管理症状和提高生活质量。

3. 老年人健康

肌力训练对于老年人来说是保持骨密度、预防骨折和改善生活质量的重要手段。

4. 姿势矫正

肌力训练可以帮助改善不良姿势、减轻脊柱问题和缓解背部疼痛。

5. 运动表现

运动员可以通过肌力训练来提高运动表现，如提高爆发力、力量和速度。

（二）禁忌

禁忌证是指不适合进行肌力训练，可能会导致个体或患者受伤或症状加重的情况。

1. 急性受伤

对于急性骨折、拉伤、扭伤等伤病，不宜立即进行肌力训练，应等伤情恢复后再开始。

2. 不稳定的关节

若关节不稳定或存在严重的关节问题，应避免过度的肌力训练。

3. 严重心血管疾病

对于患有严重心血管疾病、高血压等问题的个体，应在医生监督下进行肌力训练。

4. 感染性疾病

在感染性疾病（如严重感冒、流感）发作期间，应暂停肌力训练，等病情稳定后再开始。

（三）注意事项

在进行肌力训练时，需要特别注意以下事项。

1. 姿势和技巧

使用正确的姿势和技巧非常重要，以减少受伤的风险。建议在专业教练的指导下进行训练。

2. 个体差异

不同人的体能水平和目标不同，应根据个体情况制订个性化的训练计划。

3. 恢复时间

给肌肉足够的恢复时间，以避免过度训练和受伤。

4. 逐渐增加负荷

负荷应逐渐增加，不要一开始就用过重的重量。

5. 监测症状

在训练过程中，要时刻注意身体的症状，如疼痛、不适或异常感觉，需及时咨询医生或教练的意见。

6. 医疗监督

对于某些特殊人群，如老年人、儿童、孕妇或有慢性疾病的患者，应在医疗专业人员的监督下进行肌力训练。

第三节　增强肌力的训练技术

一、上肢肌群肌力训练技术

（一）增强肩部肌群肌力技术

1. 增强肩前屈肌群肌力

（1）肌力 1~3 级训练方法：对于肌力 1~3 级的人，开始时应采用自重的训练来逐渐增强肌肉。

增强肩前屈肌群肌力：自重练习，每组重复 10~15 次，进行 2~3 组。

（2）肌力 4~5 级训练方法：对于肌力 4~5 级的人，开始时应采用抗阻或负重训练来逐渐增强肌肉。

增强肩前屈肌群肌力：使用较重的哑铃或杠铃进行卧推、站立前平举等练习，每组重复 6~8 次，进行 3~4 组。

2. 增强肩外展肌群肌力

（1）肌力 1~3 级训练方法：对于肌力 1~3 级的人，开始时应采用自重训练来逐渐增强肌肉。

①侧平举：站立或坐下，将手臂放在身体两侧，然后慢慢向体侧抬起手臂直到与地面平行，再缓慢放下。进行多组重复练习。

②肩部推举：坐在有支撑的椅子上，将手臂从中立位伸直向上，推举到头部，然后慢慢放下。这有助于增强整个肩部肌群，包括外展肌群。

（2）肌力 4~5 级训练方法：对于肌力 4~5 级的人，可以进行抗阻或负重训练来进一步增强肌肉。

①立定杠铃侧平举：使用杠铃，站立，然后将杠铃从大腿侧抬起，直到与地面平行，再慢慢放下。这需要更多的稳定性和力量。

②坐姿哑铃侧平举：坐在椅子上，使用哑铃进行侧平举。这种姿势可以更专注地锻炼外展肌群。

③倒立飞鸟：使用哑铃或机器，倒立在斜板上，然后将手臂慢慢张开，再将其合拢。这有助于加强肩外展肌群以及上背部肌群。

3. 增强肩后伸肌群肌力

（1）肌力 1~3 级训练方法：对于肌力 1~3 级的人，需要采用自重训练来增强肩后伸肌群。

①伸展肩部：每天进行肩部伸展以增加柔韧性，可以帮助减轻肩后伸肌群的不适。举手过头，尽量触碰背部。

②壁上滑动：站在墙前，双臂贴在墙上，然后缓慢地将手臂向上滑动，再慢慢放下。这有助于改善肩部姿势和柔韧性。

（2）肌力 4~5 级训练方法：对于肌力 4~5 级的人，可以使用抗阻或负重训练进行更高强度的训练来增强肩后伸肌群。

①倒立飞鸟：使用哑铃或机器，倒立在斜板上，然后将手臂慢慢合拢，再慢慢张开。这可以有效地锻炼肩后伸肌群。

②杠铃或哑铃推举：坐在椅子上，使用杠铃或哑铃，将重量推举到头部，然后慢慢放下。这有助于增强肩部的整体力量，包括肩后伸肌群。

4. 增强肩内水平收肌群肌力

（1）肌力 1~3 级训练方法：对于肌力 1~3 级的人，开始时应采用自重的训练来逐渐增强肌肉。

① W 形收缩：站立或坐下，将肩关节从外展位，屈肘将大臂拉向身体中线，手臂应该呈"W"形，重复进行内收肌群的练习。

②平板侧平举：躺在平板凳上，将手臂慢慢抬起，直到与地面平行，再缓慢放下。这有助于锻炼肩内水平收肌群。

（2）肌力 4~5 级训练方法：对于肌力 4~5 级的人，可以进行更具挑战性的抗阻或负重训练来进一步增强肌肉。

①高阻力拉力带练习：使用高阻力的拉力带，固定在适当的高度上，进行拉力带内收动作。这会提供更大的阻力，有助于增强肌力。

②哑铃侧平举：使用适量的哑铃，站立或坐下，将哑铃慢慢抬起，直到与地面平行，再缓慢放下。增加哑铃的重量，以适应更高级别的训练。

5. 增强肩内旋肌群肌力

（1）肌力1~3级训练方法：对于肌力1~3级的人，开始时应采用自重的训练来逐渐增强肌肉。

肩部内旋练习：坐下或站立，将肘部弯曲并保持靠近身体，然后将手臂慢慢旋转向内，再缓慢旋转回起始位置。进行多组练习。

（2）肌力4~5级训练方法：对于肌力4~5级的人，可以进行更具挑战性的抗阻或负重训练来进一步增强肌肉。

①哑铃内旋练习：使用适当重量的哑铃，坐下或站立，将肘部弯曲并靠近身体，然后将手臂慢慢旋转向内，再缓慢旋转回起始位置。增加哑铃的重量以增加挑战。

②拉力带内旋练习：使用拉力带，将其固定在适当的高度上，站立或坐下，然后进行拉力带内旋动作。增加拉力带的阻力以增加挑战。

6. 增强肩外旋肌群肌力

（1）肌力1~3级训练方法：对于肌力1~3级的人，开始时应采用自重的训练来逐渐增强肌肉。

①外旋练习：坐下或站立，将手臂贴近身体，肘关节弯曲至90°，然后进行肩关节外旋的动作。这有助于锻炼肩外旋肌群。

②侧平举：坐下或站立，将手臂放在两侧，然后将手臂弯曲至90°，再将哑铃慢慢旋转向外，然后缓慢旋转回起始位置。

（2）肌力4~5级训练方法：对于肌力4~5级的人，可以进行更具挑战性的抗阻或负重训练来进一步增强肌肉。

①高阻力拉力带外旋练习：使用高阻力的拉力带，将其固定在适当的高度上，坐下或站立，将手臂弯曲至90°，然后进行拉力带外旋动作。增加拉力带的阻力以增加挑战。

②外旋器：使用专门设计的外旋器机器，坐下并根据机器的指导进行外旋训练。这种机器可以提供稳定的支撑和阻力，有助于增强肩外旋肌群。

（二）增强肘部及前臂肌群肌力技术

1. 增强屈肘肌群肌力

（1）肌力 1~3 级训练方法：对于肌力 1~3 级的人，开始时应采用自重训练来逐渐增强肌肉。

俯身弯举：站立，弯腰到前腰，将手臂从完全伸展的位置弯曲，然后再慢慢伸直。

（2）肌力 4~5 级训练方法：对于肌力 4~5 级的人，可以进行更具挑战性的抗阻或负重训练来进一步增强肌肉。

①杠铃弯举：使用杠铃，站立，从大腿位置开始，弯曲手臂将杠铃举到肩部，然后再慢慢放下。逐渐增加杠铃的重量，以增加挑战。

②平板臂屈伸：躺在平板凳上，使用哑铃或杠铃，将重量从胸部举起，然后屈肘将重量降低到头部，再将其推回起始位置。这有助于增强三头肌，包括屈肘肌群。

③椅子弯举：找一个稳固的椅子，坐在上面，将双手放在椅子两侧，然后将臀部离开椅子，屈肘将身体降低，然后再推上来。这有助于锻炼三头肌，包括屈肘肌群。

2. 增强伸肘肌群肌力

（1）肌力 1~3 级训练方法：对于肌力 1~3 级的人，开始时应采用自重训练来逐渐增强肌肉。

①退阶版椅子弯举：坐在椅子上，将手放在椅子两侧，然后将臀部离开椅子，屈肘将身体降低，然后再推上来。

②反向臂屈伸：俯卧，手臂垂在床边，肘关节屈曲，大臂贴近身体，逐渐伸直手臂。这有助于锻炼伸肘肌群。

（2）肌力 4~5 级训练方法：对于肌力 4~5 级的人，可以进行更具挑战性的抗阻或负重训练来进一步增强肌肉。

①窄握卧推：使用杠铃，进行卧推，但将手的握把间距缩小，以便更多地锻炼伸肘肌群。

②杠铃反向弯举：躺在平板凳上，使用杠铃，将杠铃从胸部举起，然后屈肘将杠铃降低到头部，再将其推回起始位置。这是一个高度专注于伸肘肌群的训练。

3. 增强前臂旋前或旋后肌群肌力

（1）肌力 1~3 级训练方法：对于肌力 1~3 级的人，开始时应采用自重训练来逐渐增强肌肉。

①手腕翘起：坐在椅子上，手腕悬在腿上，手掌向上，进行手腕翘起动作，将手腕向上弯曲，再慢慢放下。

②反手抓握：手紧握拳头，手掌朝下，逐渐进行前臂旋转将手掌朝上，停留片刻后再将手掌朝下。这有助于锻炼前臂旋后肌群。

（2）肌力 4~5 级训练方法：对于肌力 4~5 级的人，可以进行更具挑战性的抗阻或负重训练来进一步增强肌肉。

①哑铃前臂卷曲：坐在椅子上，手腕悬在腿上，手掌向上，然后使用哑铃进行前臂卷曲动作，将手腕向上弯曲，再慢慢放下。逐渐增加哑铃的重量。

②旋前绳索卷曲：使用电动训练机器，连接绳索附件，坐下或站立，将绳索握住，然后进行前臂卷曲动作。增加阻力以增加挑战。

（三）增强腕及手部肌群肌力技术

1. 增强屈腕肌群肌力

（1）仰卧，手腕悬空，手掌朝上。

（2）握住哑铃或其他重物，逐渐屈腕，然后缓慢放回起始位置。

（3）重复此动作，逐渐增加重量或重复次数。

2. 增强伸腕肌群肌力

（1）仰卧，手腕悬空，手掌朝下。

（2）握住哑铃或其他重物，逐渐伸腕，然后缓慢放回起始位置。

（3）重复此动作，逐渐增加重量或重复次数。

3.增强腕桡偏或尺偏肌群肌力

（1）使用专门的腕力训练设备或绑上杠铃，训练腕部的偏移动作。

（2）逐渐增加重量或重复次数，确保平衡训练双侧。

4.增强屈掌指关节肌群肌力

（1）使用弹力带或手指夹子进行练习，逐渐增加阻力。

（2）挤压或捏住物体，比如球状物或练习器材。

5.增强对掌肌群肌力

使用橡皮圈或手指夹子，逐渐增加阻力，然后分开手指以加强对掌肌群。

6.增强屈指肌群肌力

（1）使用弹力带或手指夹子进行练习，逐渐增加阻力。

（2）屈曲手指，然后再伸直。

二、下肢肌群肌力训练技术

（一）增强髋部肌群肌力技术

1.增强屈髋肌群肌力

（1）卧位或坐位，使用腿屈伸机或其他训练器械，屈髋然后缓慢伸直。

（2）重复此动作，逐渐增加重量或重复次数。

2.增强髋后伸肌群肌力

（1）卧位或坐位，使用腿屈伸机或其他训练器械，将腿向后伸直。

（2）重复此动作，逐渐增加重量或重复次数。

3.增强髋外展肌群肌力

（1）使用抗阻力带或腿侧抬举机进行外展动作。

（2）逐渐增加抵抗力，确保均匀训练双侧。

4.增强髋内收肌群肌力

（1）使用抗阻力带或内收机器进行内收动作。

（2）逐渐增加抵抗力，确保均匀训练双侧。

5.增强髋内旋和外旋肌群肌力

（1）用抗阻力带进行髋内旋和髋外旋动作。

（2）逐渐增加抵抗力，确保均匀训练双侧。

（二）增强膝部肌群肌力技术

1.增强屈膝肌群肌力

（1）使用腿屈伸机或举重器材，坐下，然后屈膝再伸直。

（2）重复此动作，逐渐增加重量或重复次数。

2.增强伸膝肌群肌力

（1）使用腿屈伸机或举重器材，坐下，然后伸直膝盖。

（2）重复此动作，逐渐增加重量或重复次数。

（三）增强踝部肌群肌力技术

1.增强踝背屈肌群肌力

（1）使用抗阻力带或专门的踝部训练器材，进行踝背屈动作。

（2）逐渐增加抵抗力，确保均匀训练双侧。

2.增强踝跖屈肌群肌力

（1）使用弹力带或专门的踝部训练器材，进行踝跖屈动作。

（2）逐渐增加抵抗力，确保均匀训练双侧。

3.增强足内翻和外翻肌群肌力

（1）使用抗阻力带或器械进行足内翻和足外翻动作。

（2）逐渐增加抵抗力，确保均匀训练双侧。

三、颈部及躯干肌群肌力训练技术

（一）增强颈部肌群肌力训练技术

增强颈前屈肌群肌力：

（1）坐在椅子上或站立，保持躯干直立。

（2）用手放在额头上，然后试图将头部向前屈曲，抵抗手的压力。

（3）保持肌肉紧张几秒钟，然后放松。

（4）重复此动作，逐渐增加阻力。

（二）增强躯干肌群肌力训练方法

1.增强躯干前屈肌群肌力

（1）坐在地板上，弯曲膝盖，双脚平放在地上。

（2）交叉双臂，双手放在肩膀上。

（3）将上半身慢慢向前弯曲，尽量接近腿部，然后恢复初始位置。

（4）重复此动作，注意使用腹肌和背部肌群来控制动作。

2.增强躯干后伸肌群肌力

（1）使用健身球或平板支撑，以平躺的姿势开始。

（2）将手臂伸直，然后将上半身向上抬起，直到背部呈弧形。

（3）慢慢恢复到平躺位置。

（4）重复此动作，注意使用背部和臀部肌肉来控制运动。

3.增强躯干旋转肌群肌力

（1）坐在地板上，双腿弯曲，双脚平放在地上。

（2）双手合十，然后将上半身旋转到一侧，尽量转动肩膀和腰部，然后恢复到中间位置。

（3）重复此动作，交替旋转至另一侧。

第四节　核心稳定性训练

一、核心稳定性训练概述

核心稳定性训练是一种针对身体核心肌群的训练方法，旨在增强躯干稳定性，提高身体控制力，预防伤害以及改善运动表现。核心稳定性的核心（也称为核心区域）包括腹部、腰部和背部肌肉，这些肌肉支撑并保护脊柱，使其能够稳定地承受各种运动和日常活动的压力。核心稳定性训练不仅有助于增强这些肌肉的力量，还有助于提高平衡，改善姿势和增强运动技能。

核心稳定性训练可以采用各种不同的方法，包括体态练习、使用健身器材练习、平衡练习、核心激活练习等。这些训练方法可以适应不同的个体需求和运动目标，因此在各种体育运动、健身和康复计划中都非常重要。

二、核心稳定性训练的理论体系

核心稳定性训练的理论体系基于以下几个重要原则。

（一）核心区域的定义

核心区域是身体的中心，包括腰椎周围的腹部、背部、盆骨和髋部肌肉。这些肌肉协同工作，以维持躯干的稳定性。

（二）核心稳定性的作用

核心稳定性不仅用于支撑和保护脊柱，还对整体身体控制和动作的质量起到关键作用。一个强有力的核心可以提高平衡，减少受伤风险，并提高运动表现。

（三）核心稳定性训练的目标

核心稳定性训练旨在增强核心区域的力量、耐力、灵活性和协调性。这些训练目标可以通过各种练习来实现，包括平衡练习、核心激活练习、核心强化练习等。

（四）个性化训练

核心稳定性训练需要根据个体的目标、需求和水平进行个性化设计。不同的运动、活动和身体状况可能需要不同类型和强度的核心训练。

（五）进阶训练

核心稳定性训练可以分为初级和进阶两个阶段。初级阶段通常包括建立核心基础，而进阶阶段涉及更高级别的核心挑战，以提高力量和控制。

（六）持续性训练

核心稳定性是一个持续性训练过程，要求定期练习以维持和改善核心肌肉的状态。核心稳定性训练通常可以融入日常健身和运动活动中。

第七章 牵引技术

第一节 牵引技术概述

一、牵引技术定义与分类

牵引技术是一种物理疗法，通过施加拉力或牵引力来改善骨骼、关节或软组织的病理状态。牵引技术可分为多种类型，包括颈椎牵引、腰椎牵引、牵引床等。

二、牵引技术的生理学效应及其影响因素

牵引技术的生理学效应包括减轻压力、增加关节间隙、改善神经传导、减轻疼痛和促进愈合。影响牵引技术效果的因素包括施加的力量、牵引时间、姿势、儿童的年龄和病理状况等。

第二节 颈椎牵引技术

一、颈椎牵引技术的治疗作用

颈椎牵引可用于治疗颈椎疾病，包括颈椎病、颈椎间盘突出症、颈椎关节炎等。它的治疗作用包括减轻颈部疼痛，恢复颈部功能，减少神经压迫和改善颈部姿势。

二、牵引方法

（一）机械牵引

机械牵引是使用特殊设备，如颈椎牵引器或牵引床，通过施加逐渐增加的拉力和一定的牵引角度来拉伸颈椎。这种方法通常由物理治疗师操作。

（二）颈椎徒手牵引技术

这是由物理治疗师使用专业手法进行的牵引。它包括轻柔地拉伸和按摩，以缓解颈部疼痛和改善颈部功能。

（三）颈椎的自我牵引与辅助治疗

患者可以学习一些自我牵引的技巧，例如使用特殊颈椎枕头、颈椎牵引器或练习颈椎的自我拉伸运动。这些方法可以作为辅助治疗，有助于减轻颈部不适。

三、临床应用

（一）适应证

颈椎牵引通常用于以下病症的治疗：颈椎病、颈椎间盘突出症、颈椎关节炎、颈部肌肉紧张等。适应证应由医疗专业人员根据患者的具体情况来确定。

（二）禁忌证

牵引治疗可能不适合某些患者，如存在颈椎骨折、重度关节炎、先天性颈椎畸形、中重度脊髓压迫等情况的患者。禁忌证应根据临床评估和医疗专业人员的建议来确定。

（三）注意事项

在进行颈椎牵引治疗时，应注意患者的舒适度和安全性。牵引力量和时间应根据患者的反应进行调整。治疗过程中应定期评估疗效，确保治疗达到预期的效果。

第三节　腰椎牵引技术

一、腰椎牵引技术的治疗作用

腰椎牵引是一种物理疗法，主要用于治疗与腰椎相关的疾病和症状。

（一）减轻腰部疼痛

腰椎牵引可以通过拉伸腰椎减轻椎间盘压力，从而减轻腰部疼痛。

（二）增加椎间间隙

牵引可以扩大椎间隙，有助于减轻神经根受压迫的情况。

（三）改善神经传导

牵引有助于改善神经传导，减少神经根受损的可能性。

（四）促进愈合

对于某些腰椎疾病，牵引可以促进愈合，加速康复过程。

二、牵引方法

（一）骨盆重锤牵引

这种方法使用特殊的重锤装置，通过悬挂重物来拉伸腰椎。患者通常需要平躺在治疗床上，腰部被固定，然后通过悬挂在腰部的重物进行拉伸。

（二）斜位自重牵引

患者倚靠在斜坡上，通常是一个特制的治疗床，然后通过自身重力进行牵引。这种方法可以减轻腰椎的压力，减轻疼痛。

（三）电动骨盆牵引

这种方法使用电动设备，通过控制牵引力的大小和持续时间，来进行腰椎牵引。这是一种精确控制的方法，可以根据患者的需要进行调整。

187

（四）三维多功能牵引

这是一种综合性的牵引治疗方法，通常结合不同的牵引技术，以满足不同患者的治疗需求。它可以根据病情定制，提供多种治疗选项。

（五）腰椎的自我牵引与辅助治疗

患者可以学习一些自我牵引的技巧，例如使用特殊的腰椎牵引器材或进行一些腰椎的自我拉伸运动。这些方法可以作为辅助治疗，有助于减轻腰部不适。

三、临床应用

（一）适应证

腰椎牵引通常用于以下病症的治疗：腰椎间盘突出症、腰椎狭窄、腰椎退行性疾病、腰部肌肉紧张等。适应证应由医疗专业人员根据患者的具体情况来确定。

（二）禁忌证

牵引治疗可能不适合某些患者，如存在腰椎骨折、重度脊柱侧凸、先天性脊柱畸形等情况的患者。禁忌证应根据临床评估和医疗专业人员的建议来确定。

（三）注意事项

在进行腰椎牵引治疗时，应注意患者的舒适度和安全性。牵引力量和时间应根据患者的反应进行调整。治疗过程中应定期评估疗效，确保治疗达到预期的效果。

第四节　四肢关节牵引技术

一、四肢关节牵引技术的治疗作用

四肢关节牵引是一种物理疗法，通常用于治疗关节问题，如关节挛缩、僵硬或受伤。

（一）减轻关节压力

牵引可以通过拉伸关节，减轻关节间的压力，有助于减轻疼痛和改善关节活动度。

（二）恢复关节功能

牵引可以帮助关节重新获得正常的运动范围，改善关节的功能。

（三）纠正关节畸形

对于某些关节畸形或错位的情况，牵引可以用于纠正关节位置。

二、牵引器具及操作方法

四肢关节牵引通常需要特殊的牵引器具，具体操作方法取决于牵引的关节和患者的病情。

（一）骨牵引器

用于对骨折或关节脱位进行持续性骨牵引。操作通常需要外科医生或专业人员来进行。

（二）持续皮肤牵引器

用于手、手指、足踝等关节的皮肤牵引。通常通过绷带或吊索施加适当的拉力。

（三）气囊牵引器

使用气囊装置，通过充气来实现牵引。通常用于膝关节或踝关节的牵引。

三、持续皮肤牵引和持续骨牵引

（一）持续皮肤牵引

这种牵引是通过将皮肤绷带或吊索连接到患者的肢体来实现的。它适用于需要适度牵引的情况，如骨折的康复期。患者通常需要定期检查皮肤状况，以防止皮肤损伤。

（二）持续骨牵引

这种牵引通常用于治疗严重骨折或关节脱位，需要在外科医生的指导下进行。通过将钢丝或绷带连接到患者的骨骼，并施加适当的拉力，以维持骨折或脱位的正常位置。

四、临床应用

（一）适应证

四肢关节牵引通常用于以下病症的治疗：关节脱位、严重骨折、关节强制伸展、关节僵硬等。适应证应由医疗专业人员根据患者的具体情况来确定。

（二）禁忌证

牵引治疗可能不适合某些患者，如存在感染、皮肤损伤、严重骨质疾病等情况的患者。禁忌证应根据临床评估和医疗专业人员的建议来确定。

（三）注意事项

在进行四肢关节牵引治疗时，应注意患者的舒适度和皮肤状况。牵引力量和时间应根据患者的反应进行调整。治疗过程中应定期评估疗效，确保治疗达到预期的效果，并监测皮肤的健康状况，以防止潜在的皮肤问题。

第八章 悬吊技术

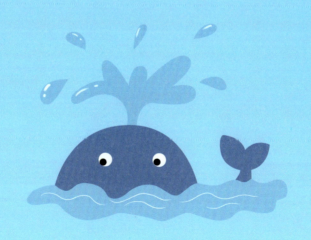

第一节　悬吊技术概述

一、悬吊技术的基础理论

悬吊技术是一种物理治疗方法，通常用于支持患者的身体，减轻重力对关节和肌肉的负担。其基础理论包括以下几个方面。

（一）重力影响

重力是影响人体姿势和运动的关键因素。在一些情况下，重力可能导致疼痛、肌肉疲劳或姿势问题。

（二）悬吊装置

悬吊技术使用特殊装置，如悬吊架或悬吊带，将患者的身体部分悬挂起来，以减轻重力压力。

（三）理论基础

悬吊技术的理论基础包括重力补偿、关节牵伸、肌肉放松和康复训练等。

二、悬吊技术的诊断系统

悬吊技术通常需要一个完善的诊断系统，以评估患者的病情和需要。

这包括对患者的身体状况、肌肉骨骼问题、运动功能和疼痛程度进行全面评估。

三、悬吊技术的治疗系统

治疗系统是指使用悬吊技术进行康复或治疗的具体方案。它应根据患者的诊断结果和治疗目标来设计，包括悬吊装置的选择、悬吊时间、悬吊角度等。

四、悬吊技术的影响因素

悬吊技术的效果受到多种因素的影响，包括患者的病情、悬吊装置的设置、治疗频率和持续时间等。

五、悬吊技术的基本原则

悬吊技术应遵循一些基本原则，如逐渐增加悬吊时间和重力补偿，保持适度的运动和肌肉活动，根据患者的病情和进展进行调整。

六、悬吊技术的临床应用

（一）适应证

悬吊技术通常用于以下情况的康复和治疗：肌肉骨骼损伤、脊柱问题、关节问题、神经系统问题、康复训练等。

（二）禁忌证

悬吊技术可能不适合某些患者，如重度心血管疾病、感染、皮肤病变等。禁忌证应根据患者的具体情况和医疗专业人员的建议来确定。

（三）注意事项

在进行悬吊技术治疗时，应注意患者的舒适度和安全性。治疗过程中应定期评估疗效，确保治疗达到预期的效果，并监测患者的病情和进展。

七、悬吊技术的发展简史

悬吊技术在不同文化和时代有着悠久的历史，最早可以追溯到古希腊和古罗马时期。随着医学和康复技术的发展，悬吊技术在临床治疗中得到广泛应用，并不断发展和改进。今天，悬吊技术已成为康复和治疗的重要组成部分，用于改善患者的生活质量和运动功能。

悬吊技术，作为一种物理治疗和康复的方法，具有悠久的历史。虽然不可能详细讨论其约 5 000 年的发展历史，但以下是悬吊技术发展的一些关键时刻和里程碑事件。

（一）古代文明时期

古埃及时期，使用吊床和担架来运送和治疗伤员。

古希腊和古罗马时期，出现了一些用于康复和治疗的悬吊设备。

（二）中世纪和文艺复兴时期

中世纪欧洲医院使用吊床来治疗患者，以减轻压力和促进康复。

文艺复兴时期，对人体解剖的研究使得悬吊技术得到更深入的理解。

（三）18 世纪至 19 世纪

工业革命时期，出现了一些机械化的悬吊装置，用于工业用途和康复治疗。

医学领域在对骨折和脊柱损伤患者的治疗中引入了悬吊技术，以减轻患者的疼痛。

（四）20 世纪初

第一次世界大战和第二次世界大战期间，悬吊技术在军事医疗中得到广泛应用，用于治疗受伤士兵。

物理治疗和康复医学的兴起，推动了悬吊技术在医疗领域的发展。

（五）20 世纪中期至今

20 世纪中期，随着科学研究的深入和医疗技术的进步，悬吊技术得到了更多的关注和研究。

现代悬吊设备变得更加精密和安全，可以根据患者的需要进行调整。

悬吊技术广泛应用于康复、物理治疗、运动训练和运动医学中，帮助患者康复和提高生活质量。

悬吊技术的发展历史可以追溯到古代文明，经历了数千年的演变和改进。它已经成为医疗领域的一项重要技术，用于治疗和康复各种疾病和伤害，为患者提供了更好的生活质量和康复机会。

第二节　上肢悬吊训练技术

一、肩关节外展、内收运动训练

（一）肩关节外展训练

肩关节外展是将手臂从身体中心线向外侧移动的动作，可以加强肩部的外展肌群力量。

（1）杠铃或哑铃侧平举：可以使用杠铃或哑铃进行训练。站立或坐在椅子上，将杠铃或哑铃握在手中，手臂自然下垂。然后，将手臂从身体两侧抬起，直到与地面平行，再慢慢放下。重复进行多组。

（2）弹力带外展：使用弹力带系在固定点上，握住带子的一端，将手臂从身体侧面抬起，然后再慢慢放下。这个方法可以提供变化的阻力。

（二）肩关节内收训练

肩关节内收是将肩臂向身体中心线移动的动作，可以加强肩部的内收肌群力量。

（1）拉力绳内收：使用一个拉力绳或绷带，固定在腰部或墙上，站立或坐下，用手握住绳子的一端，然后将手臂从外侧向内收，直到与身体靠拢，再慢慢伸展。这个练习可以提供逐渐增加的阻力。

（2）滑轮机内收：使用健身滑轮机，调整手柄高度，坐在机器前面，握住手柄，然后将手臂从外侧向内收，再慢慢伸展。这种方式可以提供控制的阻力，并允许逐渐增加负荷。

二、肩关节屈曲、伸展运动训练

（一）肩关节屈曲

这个动作是将上臂从正常站立的位置向前抬起，可以使用哑铃或杠铃进行训练。坐在椅子上或站立，握住哑铃或杠铃，手臂自然下垂，然后将手臂从肩部开始向前抬起，再慢慢放下。这有助于加强肩部前侧的肌肉力量。

（二）肩关节伸展

伸展动作是将上臂从正常站立的位置向后伸展。可以使用哑铃或杠铃进行训练。坐在椅子上或站立，握住哑铃或杠铃，手臂自然下垂，然后将手臂从肩部开始向后伸展，再慢慢放下。这有助于加强肩部后侧的肌肉力量。

三、肩关节水平位外展、内收运动训练

（一）肩关节水平位外展

这个动作是将上臂从正常站立的位置向外侧抬起，以加强肩部外展肌肉。可以使用哑铃进行训练。坐在椅子上或站立，握住哑铃，手臂自然下垂，然后将手臂从肩部开始向外侧抬起，再慢慢放下。

（二）肩关节水平位内收

这个动作是将上臂从正常站立的位置向内收，以加强肩部内收肌肉。可以使用哑铃进行训练。坐在椅子上或站立，握住哑铃，手臂自然下垂，然后将手臂从肩部开始向内收，再慢慢放下。

四、肩关节伸展力量训练

肩关节伸展力量训练可以通过使用哑铃或机器进行。坐在椅子上或站立，握住哑铃或使用机器，将手臂从正常站立的位置向后伸展，再慢慢弯曲手臂，回到起始位置。这有助于增强肩部伸展肌肉的力量。

五、肩关节内收力量训练

肩关节内收力量训练可以通过使用哑铃或机器进行。坐在椅子上或站立，握住哑铃或使用机器，将手臂从正常站立的位置向内收，再慢慢伸展手臂，回到起始位置。这有助于增强肩部内收肌肉的力量。

第三节　下肢悬吊训练技术

一、髋关节屈曲、伸展运动训练

（一）髋关节屈曲

（1）坐在悬吊装置上，确保脚悬空。

（2）抬起一条腿，将膝盖弯曲，将脚抬向臀部。

（3）保持膝盖弯曲，然后慢慢伸展腿部。

（4）缓慢地将腿放回初始位置。

（5）重复进行多次，然后切换到另一条腿。

（二）髋关节伸展

（1）与屈曲相似，坐在悬吊装置上。

（2）抬起一条腿，将腿从伸展位置抬起，与地面平行或稍高。

（3）保持腿部伸直，然后慢慢弯曲膝盖，将腿放回初始位置。

（4）重复进行多次，然后切换到另一条腿。

二、膝关节屈曲、伸展运动训练

（一）膝关节屈曲

（1）坐在悬吊装置上，确保脚悬空。

（2）抬起一条腿，将膝盖弯曲，将脚抬向臀部。

（3）保持膝盖弯曲，然后慢慢伸展腿部。

（4）缓慢地将腿放回初始位置。

（5）重复进行多次，然后切换到另一条腿。

（二）膝关节伸展

（1）与屈曲相似，坐在悬吊装置上。

（2）抬起一条腿，将腿从伸展位置抬起，与地面平行或稍高。

（3）保持腿部伸直，然后慢慢弯曲膝盖，将腿放回初始位置。

（4）重复进行多次，然后切换到另一条腿。

三、髋关节伸展力量训练

（1）坐在悬吊装置上，确保脚悬空。

（2）抬起一条腿，将腿从伸展位置抬起，与地面平行或稍高。

（3）保持腿部伸直，尽量不摆动。

（4）缓慢地将腿放下至初始位置。

（5）重复进行多次，然后切换到另一条腿。

四、髋关节内收力量训练

（1）坐在悬吊装置上，确保脚悬空。

（2）抬起一条腿，将腿从内收位置抬起，与地面平行或稍高。

（3）保持腿部伸直，尽量不摆动。

（4）缓慢地将腿放下至初始位置。

（5）重复进行多次，然后切换到另一条腿。

五、膝关节伸展力量训练

（1）坐在悬吊装置上，确保脚悬空。

（2）抬起一条腿，将腿从伸展位置抬起，与地面平行或稍高。

（3）保持腿部伸直，尽量不摆动。

（4）缓慢地将腿放下至初始位置。

（5）重复进行多次，然后切换到另一条腿。

第四节　躯干悬吊训练技术

一、颈部侧屈训练

（1）用悬吊装置安全地支撑头部。

（2）缓慢侧向屈曲颈部，将耳朵靠近肩膀一侧。

（3）慢慢回到中立位置。

（4）重复多次，然后切换到另一侧。

二、颈部旋转训练

（1）用悬吊装置安全地支撑头部。

（2）缓慢地将头部转向一侧，尽量将下巴转向肩膀。

（3）慢慢回到中立位置。

（4）重复多次，然后切换到另一侧。

三、颈部屈曲、伸展训练

（一）颈部屈曲

（1）用悬吊装置支撑头部。

（2）缓慢将头部前倾，将下巴靠近胸部。

（3）慢慢回到正常姿势。

（二）颈部伸展

（1）用悬吊装置支撑头部。

（2）缓慢将头部向后仰，尽量将头部抬高。

（3）慢慢回到正常姿势。

四、背部屈曲、伸展运动训练

（一）背部屈曲

（1）使用悬吊装置支撑上半身。

（2）缓慢弯曲上半身，将胸部向腹部靠近。

（3）慢慢回到正常姿势。

（二）背部伸展

（1）使用悬吊装置支撑上半身。

（2）缓慢将上半身向后仰，尽量将胸部抬高。

（3）慢慢回到正常姿势。

五、背部侧屈运动训练

（1）使用悬吊装置支撑上半身。

（2）缓慢侧向屈曲上半身，将上半身倾斜到一侧。

（3）慢慢回到正常姿势。

（4）重复多次，然后切换到另一侧。

六、背部旋转运动训练

（1）使用悬吊装置支撑上半身。

（2）缓慢将上半身转向一侧，尽量将肩膀转向一侧。

（3）慢慢回到正常姿势。

（4）重复多次，然后切换到另一侧。

七、腹肌力量训练

（1）用悬吊装置支撑上半身，背部靠近地面。

（2）缓慢收缩腹肌，将上半身向前提升。

（3）慢慢回到正常姿势。

八、仰卧位背部牵伸训练

（1）使用悬吊装置支撑上半身，背部靠近地面。

（2）缓慢将上半身向上提升，尽量将背部伸展。

（3）慢慢回到正常姿势。

第九章　软组织贴扎技术

第一节　软组织贴扎技术概述

一、软组织贴扎技术的定义

软组织贴扎技术是一种将胶布贴于体表以达到保护肌肉骨骼系统、促进运动功能目的的非侵入性治疗技术，可限制或加强肌肉、肌腱等软组织的收缩，同时也可让损伤关节在稳定的状况下进行修补。

二、软组织贴扎技术的分类

软组织贴扎技术可以分为不同的类型，具体取决于所使用的材料、技术和目的。一些常见的软组织贴扎技术包括肌腱修复、韧带修复、肌肉修复等。此外，根据贴扎方式和操作部位的不同，还可以进一步分类。

三、贴布的主要物理特性

在软组织贴扎技术中，贴布是一个重要的组成部分。贴布具有以下物理特性。

（一）弹力

贴布被拉伸后本身具有的弹性回缩力。

（二）张力

贴布受到外力作用时，本身具备的延展性。

（三）应力

物体受到外力作用时，所产生的对抗力。

（四）切力

单位面积上的横向力量，可以水平牵动皮肤皱褶走向。

（五）黏着力

贴布的黏胶附着在皮肤的力量。

四、专有名词和术语

在软组织贴扎技术中，有一些专有名词和术语需要了解。

（一）锚

贴布的一端，通常固定在坚固的组织上，用于稳定贴布。

（二）尾

贴布的另一端，连接到需要修复的软组织。

（三）延展方向

贴布的伸展或拉伸方向，通常与软组织的自然运动方向一致，以提供最佳支持。

（四）回缩方向

当贴布被拉伸时，指恢复到原始状态的方向。

（五）自然拉力

贴布在松弛状态下的初始张力，通常是为了确保软组织适度紧固而施加的张力。

（六）中度拉力

适度拉伸贴布以连接软组织，但不过度紧张的程度，以避免损害软组织。

（七）极限拉力

贴布所能承受的最大张力，通常在手术中需要考虑，以确保连接的可靠性和稳定性。

五、基本贴扎技术

在软组织贴扎技术中，基本贴扎技术包括以下几种。

（一）I 形

这是最简单的贴扎形式，贴布以直线形式连接受损的软组织。它通常用于需要强大支持的情况，如肌腱修复。

（二）Y 形

Y 形贴扎技术是将贴布分成两个分支，然后连接到同一点。这种形式通常用于需要连接多个软组织的情况，以提供额外的支持。

（三）X 形

X 形贴扎技术是将贴布交叉在受损软组织上，以增加稳定性和支持。它可以用于需要横向稳定性的情况。

（四）爪形

爪形贴扎技术是将贴布分成多个分支，然后连接到软组织的不同部位，类似于爪子。这种形式可以提供多向支持，适用于复杂的损伤。

六、临床应用考量

在选择适当的软组织贴扎技术时，医生需要考虑以下因素。

（一）损伤的类型和严重程度

不同类型的损伤可能需要不同的贴扎技术。严重的损伤可能需要更多的支持和稳定性。

（二）软组织的位置

贴扎的位置和方向需要根据软组织的解剖结构和功能来确定。

（三）患者的年龄和健康状况

患者的年龄和健康状况可以影响贴扎的选择，因为年轻患者通常更容易康复。

（四）手术技巧和医生的经验

医生的技术水平和经验对于选择和执行合适的贴扎技术至关重要。

七、临床应用情况

软组织贴扎技术在临床中广泛应用，包括但不限于以下情况。

（一）肌腱修复

用于修复断裂或受损的肌腱，以恢复肌肉功能。

（二）韧带修复

用于修复断裂或松弛的韧带，以增加关节的稳定性。

（三）肌肉修复

用于连接撕裂或断裂的肌肉，以促进愈合和恢复力量。

（四）肌肉重建

在整形手术中使用，以改善外形和轮廓。

（五）骨折固定

在某些情况下，也可用于辅助骨折固定。

第二节　上肢贴扎技术

一、肩峰下撞击综合征

（一）问题概述

肩峰下撞击综合征是一种上肢疾病，通常由肩峰下结构（如肱骨冠状突、肱二头肌腱、肱三头肌腱）与肩峰下的骨突相互摩擦引起。儿童可能会经历疼痛、肿胀和运动受限等症状。

（二）贴扎目的

肩峰下撞击综合征的贴扎目的是减轻疼痛，减少肩峰下结构的摩擦，促进损伤的愈合，并改善儿童的肩关节功能。

（三）贴扎方法

贴扎方法通常包括以下步骤。

1. 定位

确定受影响区域，通常通过临床检查和图像学诊断确定。

2. 清理

清除可能引起摩擦的异常组织或骨赘。

3. 贴扎

使用合适的技术将软组织（例如肱二头肌腱）重新连接到适当的位置，以减少摩擦。

4. 恢复和康复

儿童需要进行康复训练，以增强肩部肌肉，改善姿势，预防再次发作。

二、肩周炎

（一）问题概述

肩周炎是一种肩部疾病，通常涉及肩关节周围的肌腱和滑囊的炎症。儿童可能会经历肩痛、僵硬和运动受限。

（二）贴扎目的

（1）减轻疼痛：通过贴扎提供支撑和稳定，减轻肩关节的压力和负荷，从而缓解疼痛。

（2）改善血液循环：促进肩部区域的血液和淋巴液流动，加速炎症和损伤的恢复。

（3）提高关节稳定性：为肩关节和周围组织提供额外的支撑，防止进一步的损伤。

（4）改善功能活动：帮助恢复肩关节的活动范围，增加肌肉和关节的灵活性。

（三）贴扎方法

（1）基础贴扎：将一条贴布固定在肩部前侧的胸肌上，轻轻拉伸贴布，将其延伸至肩峰处并固定。注意避免过度拉伸贴布。

（2）支撑贴布：将一条较长的贴布，从上臂外侧开始，经过肩关节，延伸至肩胛骨区域，提供额外支撑。

（3）肩关节固定贴布：将两条贴布分别从肩关节的前后侧交叉贴在肩部，形成 X 形，提供稳定性。

（4）提升肩胛骨贴布：将一条贴布从肩胛骨下部开始，向上延伸至肩峰处，轻轻拉伸，提供提拉效果，减轻肩关节压力。

三、脑卒中肩关节半脱位

（一）问题概述

脑卒中后，儿童可能会出现肩关节半脱位的情况，这是指肩关节头部部分从肩关节窝中滑出的情况。

（二）贴扎目的

贴扎的目的是稳定肩关节，减少半脱位和疼痛，同时帮助儿童恢复肩部功能。

（三）贴扎方法

1. 物理治疗

通过物理治疗来加强肩部肌肉，提高稳定性。

2. 使用支具

如肩关节固定器，以帮助保持关节位置。

3. 外科手术

在某些情况下，可能需要外科手术来修复肩关节的结构。

四、肱骨外上髁炎

（一）问题概述

肱骨外上髁炎是一种上肢疾病，通常涉及肱骨外上髁区域的肌腱和组织。儿童可能会经历肘部疼痛和运动受限。

（二）贴扎目的

（1）减轻疼痛：通过贴扎提供支撑，减轻肘部外侧的压力和负荷，从而缓解疼痛。

（2）改善血液循环：促进肘部区域的血液和淋巴液流动，加速炎症和损伤的恢复。

（3）限制有害运动：减少前臂和手腕的过度活动，防止进一步损伤。

（4）提高肌腱稳定性：为肌腱提供额外的支撑，增强其稳定性。

（三）贴扎方法

（1）基础环绕贴扎：将一条弹性或刚性贴布，环绕在前臂下方 5~10 厘米处，轻轻拉伸并固定。

（2）支撑贴布：将几条较短的贴布，从肘部外侧的疼痛区域开始，放射状向下延伸，固定在基础环绕贴布上。每条贴布应轻柔拉伸，并均匀分布。

（3）交叉稳定贴布：在前臂外侧和肘部附近，使用较短的贴布交叉贴扎，形成 X 形，提供额外的稳定性。

五、肱骨内上髁炎

（一）问题概述

肱骨内上髁炎是一种上肢疾病，涉及肱骨内上髁区域的肌腱和组织。儿童可能会经历肘部疼痛和运动受限。

（二）贴扎目的

同上文肱骨外上髁炎"贴扎目的"。

（三）贴扎方法

（1）基础贴扎：将一条贴布的起点固定在前臂内侧的肌肉上，约在肘部下方5~10厘米处。轻轻拉伸贴布，延伸至肱骨内上髁处，并固定在肘部内侧。

（2）支撑贴布：将一条较长的贴布，从前臂外侧开始，穿过肘部内侧的疼痛区域，向上延伸至肘部上方，提供额外支撑。注意贴布的拉伸应轻柔，以避免过度紧绷。

（3）稳定贴布：将一条较短的贴布从肘部内侧的疼痛区域开始，轻轻拉伸并固定在前臂内侧，以提供额外的稳定性。

六、手腕部腱鞘炎

（一）桡骨茎突狭窄性腱鞘炎

1. 问题概述

桡骨茎突狭窄性腱鞘炎，也称为腕管综合征，是一种手腕部疾病，通常由于桡骨茎突（腕骨的一部分）与尺骨腕伸肌腱之间的狭窄空间导致的炎症和疼痛。

2. 贴扎目的

贴扎的目的是减轻炎症，减少腱鞘的狭窄，以减轻疼痛和改善手腕的功能。

3. 贴扎方法

（1）基础环绕贴扎：将一条弹性或刚性贴布，环绕在手腕下方约5厘米处，轻轻拉伸并固定。

（2）支撑贴布：将几条较短的贴布，从手腕背侧的桡骨茎突区域开始，放射状向下延伸，固定在基础环绕贴布上。每条贴布应轻柔拉伸，并均匀分布。

（3）交叉稳定贴布：在手腕和拇指根部附近，使用较短的贴布交叉贴扎，形成X形，提供额外的稳定性。

（二）拇指腱鞘炎

1. 问题概述

拇指腱鞘炎，也称为腱鞘炎性腱炎或腱炎性腱鞘炎，是一种涉及拇指的腱鞘和腱的疼痛和炎症。

2. 贴扎目的

贴扎的目的是减轻炎症，减少腱鞘的狭窄，以减轻疼痛，改善拇指的运动和功能。

3. 贴扎方法

（1）基础环绕贴扎：将一条弹性或刚性贴布，环绕在手腕下方约5厘米处，轻轻拉伸并固定。

（2）支撑贴布：将几条较短的贴布，从手腕背侧的桡骨茎突区域开始，放射状向下延伸，固定在基础环绕贴布上。每条贴布应轻柔拉伸，并均匀分布。

（3）交叉稳定贴布：在手腕和拇指根部附近，使用较短的贴布交叉贴扎，形成X形，提供额外的稳定性。

七、肩手综合征

（一）问题概述

肩手综合征，也称为肩手症候群或肩手症，是一种上肢疾病，通常包括肩部和手部的疼痛、肌肉无力和运动障碍。

（二）贴扎目的

贴扎的目的是减轻肩手综合征的症状，包括疼痛和肌肉功能障碍，以提高儿童的生活质量。

（三）贴扎方法

贴扎方法可以包括物理治疗、药物治疗、康复训练和手术治疗，具体取决于病情的严重程度和儿童的个体情况。手术治疗通常是最后的选择，用于无法通过非手术方法治疗的严重病例。

第三节　下肢贴扎技术

一、膝骨性关节炎

（一）问题概述

膝骨性关节炎是一种慢性关节疾病，通常由关节软骨的退化和磨损引起。这种疾病会导致膝关节疼痛、肿胀、僵硬和运动受限。

（二）贴扎目的

贴扎的目的是减轻疼痛，提高膝关节的稳定性，改善关节功能，以减少患者的症状和提高生活质量。

（三）贴扎方法

1. 物理治疗

物理治疗包括康复训练、热敷、冷敷、电刺激等，以减轻疼痛、增强肌肉力量和提高关节稳定性。

2. 药物治疗

药物治疗包括非甾体抗炎药、镇痛药和关节内注射，以减轻疼痛和炎症。

3. 贴布和支具

有时使用贴布、膝关节支具或拐杖来减轻关节压力，提供额外的支持。

4. 外科手术

在一些情况下，如果非手术治疗无法缓解症状，可能需要考虑关节置换手术，其中膝关节的一部分或全部被替换为人工关节。

二、膝关节运动损伤

（一）问题概述

膝关节运动损伤是指膝关节的韧带、半月板或其他结构的损伤，通常由运动或创伤引起。这种损伤可能导致疼痛、肿胀和运动受限。

（二）贴扎目的

贴扎的目的是修复受损的结构，恢复膝关节的稳定性和功能，减轻疼痛和炎症。

（三）贴扎方法

贴扎方法通常包括以下几种。

1. 韧带重建

如果损伤涉及膝关节的韧带，如前交叉韧带或后交叉韧带，可能需要进行韧带重建手术，使用自体或异体组织修复受损韧带。

2. 半月板修复

半月板损伤通常需要进行修复或切除，具体取决于损伤的类型和程度。

3. 物理治疗

康复训练和物理治疗通常是手术后的一部分，以帮助儿童恢复膝关节的功能和稳定性。

三、髌骨软骨软化症

（一）问题概述

髌骨软骨软化症是一种髌骨下的软骨退化疾病，通常由慢性的膝关节过度使用或创伤引起。它可能导致膝盖疼痛、肿胀和不稳定感。

（二）贴扎目的

贴扎的目的是减轻疼痛，改善髌骨的稳定性，恢复膝关节的功能，以提高儿童的生活质量。

（三）贴扎方法

贴扎方法可能包括以下几种。

1. 物理治疗

物理治疗包括康复训练、肌力锻炼和物理因子治疗，以减轻疼痛和提高膝关节稳定性。

2. 药物治疗

药物治疗包括非甾体抗炎药、镇痛药和关节内注射，以减轻疼痛和炎症。

3. 支具和贴布

有时医生会推荐使用膝关节支具、髌骨跟腱带等来减轻关节压力，提供额外的支持。

4. 外科手术

在一些情况下，如果非手术治疗无法缓解症状，可能需要考虑手术选项，如髌骨整形术或其他关节修复手术。

四、踝关节扭伤

（一）急性期

1. 问题概述

急性期踝关节扭伤是指在一次扭伤事件中导致踝部疼痛、肿胀和炎症的情况，通常由韧带或软组织的拉伤或撕裂引起。

2. 贴扎目的

在急性期，贴扎的目的是减轻疼痛，控制肿胀，提供支持和稳定性，以促进伤口愈合和减少继续受伤的风险。

3. 贴扎方法

（1）保持休息：儿童应休息并避免进一步的创伤。

（2）冰敷：冷敷有助于减轻肿胀，每次应持续 15~20 分钟，多次应用。

（3）压缩包扎：使用弹性绷带包扎以限制肿胀。

（4）提升踝部：将受伤的踝部抬高，有助于减轻肿胀。

（5）支具：有时医生会推荐使用踝关节支具或拐杖来提供额外的支持。

（二）慢性期

1. 问题概述

慢性期踝关节扭伤是指扭伤事件后的恢复期，可能伴随疼痛、肌肉无力、稳定性问题和功能障碍。

2. 贴扎目的

在慢性期，贴扎的目的是恢复踝关节的正常功能，增强稳定性，减轻疼痛，并防止再次扭伤。

3. 贴扎方法

（1）物理治疗：包括康复训练、肌力锻炼、平衡和稳定性练习，以帮助恢复踝关节的力量和功能。

（2）按摩和伸展：可以帮助减轻肌肉紧张和增加关节的灵活性。

（3）踝关节支具：有时会使用踝关节支具，特别是在恢复过程中或进行高风险活动时，以提供额外的支持和稳定性。

（4）手术：在一些情况下，慢性踝关节扭伤可能需要手术干预，例如修复受损的韧带或软组织。

五、跟腱损伤

（一）问题概述

跟腱损伤通常由剧烈活动或意外伤害引起，可能导致跟腱疼痛、肿胀和运动受限。

（二）贴扎目的

贴扎的目的是修复受损的跟腱，减轻疼痛，恢复正常的足部功能，以及防止进一步的损伤。

（三）贴扎方法

1. 物理治疗

物理治疗包括康复训练、肌力锻炼、按摩和伸展，以帮助恢复跟腱的力量和灵活性。

2. 非手术治疗

在一些症状较轻的情况下，可能会使用非手术治疗方法，如休息、冷敷、药物治疗和跟腱支具。

3. 手术

在严重的跟腱损伤情况下，可能需要手术修复受损的跟腱。

六、跟骨骨刺及足底筋膜炎

（一）问题概述

跟骨骨刺和足底筋膜炎是指足跟部的疾病，通常由慢性过度使用、异常足部生物力学或其他因素引起。这些情况可能导致足跟部疼痛和不适。

（二）贴扎目的

贴扎的目的是减轻疼痛，预防炎症，提高足底筋膜的稳定性和功能，并提高儿童的生活质量。

（三）贴扎方法

1. 物理治疗

物理治疗包括康复训练、按摩、伸展和肌力锻炼，以帮助恢复足底筋膜的力量和灵活性。

2. 支具和贴布

有时医生会推荐使用足弓支撑或跟腱支具来提供额外的支持，减轻疼痛。

3. 药物治疗

药物治疗包括非甾体抗炎药和其他药物，以减轻疼痛和炎症。

4. 注射治疗

在一些情况下，医生可能会考虑使用激光治疗或皮下注射来减轻疼痛和促进愈合。

5. 手术

在一些严重情况下，可能需要手术治疗，如跟骨骨刺切除手术。

七、偏瘫步态

（一）问题概述

偏瘫步态是一种异常步态，通常与偏瘫后遗症（一侧肢体无力或瘫痪）相关。这种步态多是由中枢神经系统损伤、脑卒中或其他神经系统疾病引起的。

（二）贴扎目的

（1）提供支撑和稳定性：通过贴扎，可以提供额外的支撑，帮助减轻偏瘫侧肌肉的负荷，增加步态的稳定性。

（2）促进肌肉功能恢复：适当的贴扎方法可以促进偏瘫侧肌肉的活动，有助于肌肉力量的恢复和增强。

（3）改善步态模式：贴扎可以通过调整肌肉张力和关节位置，改善患者的步态模式，使行走更加顺畅和自然。

（三）贴扎方法

（1）根据儿童的具体情况，确定需要贴扎的部位和方向。

（2）从偏瘫侧的远端开始，将绷带围绕在肌肉上，逐渐向近端包扎，提供支撑和稳定性。

（3）调整绷带的张力和包扎角度，确保有效支撑和舒适度。

第四节　躯干贴扎技术

一、颈椎病常见问题的处理

（一）颈部肌肉紧张

1. 问题概述

颈部肌肉紧张通常伴随颈部肌肉的过度紧张和不适。这可能由于长时间的不适当姿势、紧张或其他因素引起。

2. 贴扎目的

（1）缓解疼痛：通过提供支撑和压力，贴扎可以缓解颈部肌肉的紧张和疼痛感。

（2）放松肌肉：贴扎有助于促进颈部肌肉的松弛和放松，减少肌肉痉挛和僵硬感。

（3）改善姿势：贴扎可以提供额外的支撑，帮助调整颈部姿势，减少不良姿势对颈部肌肉的压力。

（4）促进血液循环：适当的贴扎可以促进颈部区域的血液循环，有助于缓解炎症和促进康复。

3. 贴扎方法

（1）从颈部下方开始，将绷带围绕在肌肉上，逐渐向上包扎，提供支撑和压力。可以尝试使用固定绷带或交叉包扎的方法。

（2）调整绷带的张力和包扎角度，确保有效支撑和舒适度。

（二）颈部肌肉无力

1. 问题概述

颈部肌肉无力可能由于神经系统疾病、肌肉损伤或其他原因引起，导致颈部肌肉的功能受损。

2. 贴扎目的

（1）提供额外支撑：通过贴扎，可以提供额外的支撑和压力，帮助受影响的颈部肌肉提高稳定性和功能。

（2）改善姿势：贴扎可以帮助调整颈部的姿势，减轻颈部肌肉的负荷，从而减少疼痛和不适感。

（3）促进肌肉活动：适当的贴扎方法可以促进颈部肌肉的活动，有助于提高肌肉力量和功能。

（4）减轻疼痛：通过提供支撑和稳定性，贴扎可以减轻颈部肌肉的紧张和疼痛感。

3. 贴扎方法

同上"颈部肌肉紧张"的贴扎方法。

（三）姿势不良

1. 问题概述

姿势不良可能导致颈部不适、肌肉紧张和疼痛。改善姿势有助于减轻这些问题。

2. 贴扎目的

（1）支撑和稳定性：提供额外的支撑，帮助维持正确的身体姿势，减少不良姿势对肌肉和关节的不良影响。

（2）纠正姿势：通过贴扎的方式，可以纠正姿势，促使身体保持更加正直和平衡的状态。

（3）减轻疼痛：通过纠正不良姿势，可以减轻相关部位的肌肉紧张和疼痛，提高舒适度。

3. 贴扎方法

（1）将贴布贴在目标区域，根据需要提供支撑和压力。可以尝试将贴布水平贴在身体周围的肌肉上，或者沿着肌肉纤维方向贴扎。

（2）贴布的张力要适中，不要过紧或过松，以确保舒适度和有效性。

（四）急性颈椎关节周围炎

1. 问题概述

急性颈椎关节周围炎，俗称"落枕"，是一种颈部急性疼痛和不适的情况，通常由于颈部关节或肌肉的急性炎症引起。

2. 贴扎目的

（1）减轻疼痛：通过贴扎提供支撑和压力，可以减轻颈椎关节周围炎引起的疼痛，改善患者的舒适度。

（2）减少炎症：适当的贴扎方法可以帮助稳定受影响的颈部区域，减少炎症和肿胀，促进炎症的消退。

（3）提供支撑和稳定性：贴扎可以提供额外的支撑和稳定性，帮助受影响的颈部区域保持适当的姿势，减轻受压或受伤组织的负担。

（4）促进康复：适当的贴扎方法有助于改善颈部区域的血液循环，促进受损组织的修复和康复。

3. 贴扎方法

（1）贴扎方法：根据需要，在颈部周围贴上适当长度和张力的贴布或绷带，覆盖受影响的区域，提供支撑和压力。

（2）调整贴扎：确保贴布或绷带贴合紧密，无起皱或松动。根据患儿的舒适度和症状，调整贴扎的位置和张力。

（3）定期检查：贴扎后应定期检查贴布或绷带的状态，并根据患儿的反馈和康复进展进行调整。

二、下背痛的处理

（一）急性腰扭伤

1. 问题概述

急性腰扭伤通常是由突然的腰部扭动、抬重或不当的体位引起，伴随有腰痛或其他不适。

2. 贴扎目的

（1）提供支撑和稳定性：贴扎可以提供额外的支撑，帮助稳定受伤的腰部区域，减少运动时的不适感和疼痛。

（2）减轻疼痛和肿胀：适当的贴扎可以通过压迫和保护受伤区域，减轻疼痛和肿胀，促进康复。

（3）促进受伤组织的愈合：贴扎有助于促进血液循环，加速受伤组织的康复和愈合过程。

3. 贴扎方法

（1）绷带的张力要适中，不要过紧或过松，以保证舒适度和有效性。

（2）采用交叉包扎的方法，覆盖整个受伤区域，确保绷带能够提供足够的支撑。

（二）腰椎间盘突出症

1. 问题概述

腰椎间盘突出症是腰椎间盘的一部分突出或膨出，可能压迫神经根，导致腰痛、坐骨神经痛或下肢无力。

2. 贴扎目的

（1）缓解疼痛：通过贴扎提供支撑和压力，可以减轻腰椎间盘突出症引起的疼痛，改善患者的舒适度。

（2）减轻神经压迫：适当的贴扎方法可以帮助稳定腰部区域，减轻对神经根的压迫，缓解神经根受损导致的麻木、刺痛等症状。

（3）提供支撑和稳定性：贴扎可以提供额外的支撑和稳定性，帮助受影响的腰椎区域保持适当的姿势，减轻受压或受伤组织的负担。

3. 贴扎方法

将贴布贴在腰部的肌肉上，沿着脊柱周围的方向贴扎，确保有效支撑和舒适度。

（三）下背部姿势不良

1. 问题概述

姿势不良可能导致下背痛和肌肉紧张，通常由于长时间坐姿不正确、弯腰或举重等不当运动引起。

2. 贴扎目的

（1）改善姿势：贴扎可以帮助调整下背部姿势，使脊柱保持正确的对齐，减少不良姿势带来的问题。

（2）提供支持和稳定性：适当的贴扎方法可以提供额外的支持，帮助稳定下背部区域，减轻肌肉负担，减少腰部疼痛和不适感。

（3）减轻疼痛：通过贴扎提供支撑和压力，可以减轻下背部肌肉的紧张和疼痛感，改善患者的舒适度。

3. 贴扎方法

（1）从下背部的一侧开始，将绷带围绕在肌肉上，逐渐向另一侧包扎，提供支撑和压力。可以尝试使用固定绷带或交叉包扎的方法。

（2）调整绷带的张力和包扎角度，确保有效支撑和舒适度。

第五节　头面部贴扎技术

一、周围性面瘫

（一）问题概述

周围性面瘫是一种影响面部肌肉的神经疾病，通常由面部神经的损伤或炎症引起。儿童可能会出现面部肌肉无力、麻木和表情不自然的症状。

（二）贴扎目的

贴扎的目的是促进面部神经的康复，增强面部肌肉的力量和控制，改善面部表情，并减轻疼痛和不适。

（三）贴扎方法

贴扎方法通常包括使用特殊的贴布或胶带，将其应用在面部肌肉上，以提供支持和刺激神经。具体的贴扎方法可能因个体情况和疾病程度而异，最好在专业医生或物理治疗师的指导下进行。

二、颞颌关节功能紊乱综合征

（一）问题概述

颞颌关节功能紊乱综合征，又称为颞下颌关节紊乱症或 TMD（Temporomandibular Disorders），是一组涉及颞下颌关节和相关结构的疾病，包括疼痛、关节咬合问题和肌肉功能障碍。

（二）贴扎目的

贴扎的目的是减轻颞颌关节疼痛，改善咬合功能，减轻颞下颌关节的压力和稳定性，以改善儿童的口腔和面部功能。

（三）贴扎方法

贴扎方法包括使用特殊的贴布或胶带，将其应用在颞下颌关节周围，以提供支持，减轻压力和改善咀嚼功能。具体的贴扎方法应根据个体情况和疾病严重程度由专业医生或物理治疗师确定。

第十章　平衡与协调训练

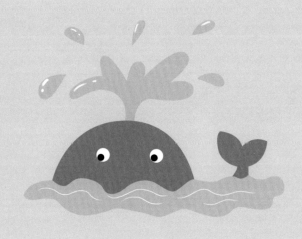

第一节　平衡与协调概述

一、平衡

（一）平衡的定义与分类

首先我们将介绍平衡的概念，以及平衡在康复治疗中的不同分类，包括静态平衡和动态平衡，以及站立平衡和运动平衡。

（二）平衡的维持机制

了解人体如何维持平衡对于设计平衡训练计划至关重要。我们将探讨平衡的生理机制，包括视觉、前庭系统和感觉系统在平衡中的作用。

（三）平衡的评定

为了确定儿童的平衡问题和需要，我们需要使用不同的评估工具和方法。本节将介绍一些常用于评估儿童平衡的工具和技术。

（四）平衡训练方法的分类

了解不同的平衡训练方法有助于物理治疗师选择适合儿童的针对性训练计划。我们将讨论不同类型的平衡训练方法，包括传统平衡训练、多感官训练和康复器械训练。

229

通过深入了解平衡与协调训练的重要性和方法，治疗师可以更好地帮助儿童改善平衡问题，提高他们的运动功能水平，以更好地让他们参与社会和日常生活活动当中。

二、协调

（一）协调的定义

协调是指身体各部分的有序运动，以实现特定的动作或任务。在儿童康复治疗中，协调是指身体的不同部分（例如肢体、眼睛、手、脚等）之间协同工作，以完成复杂的动作或任务，如走路、写字、抓取物体等。

（二）协调的分类

协调可以根据动作的性质和涉及的身体部分进行分类。一些常见的协调分类包括以下几种。

1. 肢体协调

肢体协调涉及身体的不同部分（例如手、脚、手臂）之间的协调，以完成动作，如抓取物体、写字等。

2. 手眼协调

手眼协调涉及眼睛和手部之间的协调，通常用于精细动作，如剪纸、画图等。

3. 平衡和姿势协调

平衡和姿势协调涉及身体的平衡和姿势控制，以保持稳定的姿势或运动平衡。

4. 多感官协调

多感官协调涉及多个感官系统（视觉、听觉、触觉等）之间的协调，以执行复杂的任务，如跳舞、打篮球等。

（三）协调的维持机制

协调的维持机制涉及神经、肌肉、骨骼和感觉系统之间的复杂互动。

这些机制帮助儿童控制和调整身体某一部分的运动，以实现总体协调的动作。维持协调需要大脑对感觉信息进行处理，然后通过神经系统向肌肉发送指令。

（四）协调的评定

为了确定儿童的协调问题和需求，治疗师通常使用不同的评估工具和方法。协调的评估可能包括以下内容。

1. 协调测试

使用特定的测试和任务来评估儿童的协调水平。例如，使用动作追踪仪器来测量手眼协调。

2. 观察

治疗师可以观察儿童执行各种动作和任务的情况，以评估其协调能力。观察可以提供有关问题的直观信息。

3. 问卷调查

家长、教师或儿童本人可以填写问卷，描述儿童在日常活动中的协调困难。

4. 多感官评估

协调通常涉及多感官协调，因此可能需要评估多个感官系统的功能，包括视觉、听觉和触觉。

第二节　平　衡　训　练

一、影响平衡训练的因素

平衡训练的实施受到多种因素的影响，包括但不限于以下因素。

（一）年龄

儿童的年龄会影响平衡训练的选择和难度水平。不同年龄段的儿童具有不同的平衡发展水平。

（二）个体差异

每个儿童的平衡能力和康复需求都不同，因此需要个体化的训练计划。

（三）康复目标

物理治疗师和家长需明确儿童的康复目标，以确定训练的重点和方向。

（四）康复环境

训练环境的安全性和适宜性对于儿童的平衡训练至关重要。

二、平衡训练的原则

平衡训练应遵循一些重要原则，以确保训练的有效性和安全性。

（一）逐步性

训练应从简单到复杂、从易到难，循序渐进，以适应儿童的平衡水平。

（二）安全性

平衡训练环境应确保儿童的安全。必要时可使用支持装置或康复器材，以防止意外摔倒。

（三）个体化

训练计划应根据儿童的具体需求和能力进行个性化设计。

（四）积极反馈

提供积极的反馈和激励，以增强儿童的自信心和动力。

三、平衡训练的方法

平衡训练可以采用多种方法，包括但不限于以下方法。

（一）静态平衡训练

儿童练习在静止状态下维持平衡，如站立在一条线上或闭眼站立。

（二）动态平衡训练

涉及在移动状态下维持平衡，如行走、跑步、跳跃等（见图 10-1）。

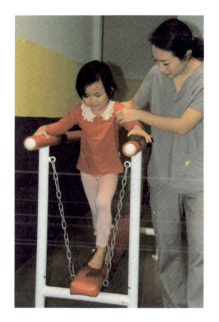

图 10-1　平衡木动态平衡训练

（三）多感官训练

结合视觉、听觉、触觉等多种感觉来提高平衡感觉。

（四）康复器械训练

使用平衡板、稳定球等康复器材来增强平衡能力。

四、特殊的平衡训练：前庭功能的训练

前庭系统是与平衡和空间定位密切相关的，特别适用于儿童平衡训练。

（一）前庭激发活动

利用旋转、摇晃等活动来刺激前庭系统，促进平衡感觉的发展（见图 10-2）。

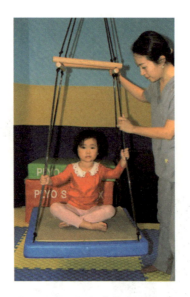

图 10-2　秋千前庭激活活动

（二）眼追视练习

儿童通过追踪、扭头等眼头运动来提高前庭系统的协调性。

（三）平衡板训练

使用平衡板等器材来练习前庭系统的感觉和调节。

（四）前庭适应训练

通过逐渐引入更多的前庭刺激，帮助儿童适应各种平衡挑战。

第三节　协调训练

一、影响协调训练的因素

协调训练的成功受到多种因素的影响，物理治疗师需要考虑以下因素，以制订有效的训练计划。

（一）年龄

儿童的年龄会影响协调能力的发展水平和训练的选择。

（二）个体差异

每个儿童的协调水平和康复需求都不同，需要个性化的训练计划。

（三）康复目标

明确协调训练的康复目标，例如改善手眼协调、肢体协调或平衡协调。

（四）康复环境

协调训练环境应保证儿童的安全，可以根据不同的训练目标选择适宜的环境。

二、协调训练的基本原则

协调训练应遵循以下基本原则，以确保训练的有效性和安全性。

（一）逐步性

协调训练应从简单到复杂、从易到难，循序渐进，以适应儿童的协调水平。

（二）安全性

训练环境应确保儿童的安全，特别是在进行动态协调训练时，需要预防摔倒和受伤。

（三）个体化

协调训练计划应根据儿童的具体需求和能力进行个性化设计，需充分考虑到个体的差异性。

（四）积极反馈

提供积极的反馈和激励，以增强儿童的自信心和动力。

三、协调训练的方法

协调训练可以采用多种方法，包括但不限于以下方法。

（一）肢体协调训练

儿童可以通过练习各种肢体动作，如跳跃、踢球、抓取物体等，来提高肢体协调能力（见图 10-3）。

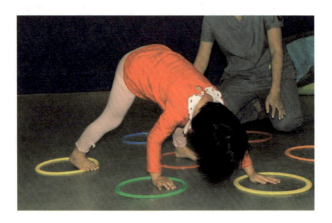

图 10-3　肢体协调训练

（二）手眼协调训练

手眼协调训练涉及眼睛和手部之间的协调，儿童可以通过绘画、剪纸、拼图等活动来提高手眼协调。

（三）平衡协调训练

平衡训练可以结合协调练习，如站在一条线上进行平衡练习，以提高平衡和协调能力。

（四）多感官协调训练

多感官协调训练涉及多个感官系统的协同工作，儿童可以通过跳舞、音乐活动、体操等来提高多感官协调。

（五）康复器械协调训练

使用康复器械，如平衡板、稳定球、悬挂装置等，进行协调训练，以提高协调和平衡能力。

第十一章 步行训练

第一节　步行训练概述

一、步行训练的基本概念

（一）步行

步行指人体通过双脚交替迈步进行安全、有效的人体转移的一种活动，是人类日常生活中的基本活动之一。

（二）步态

步态指步行的特定模式，是一种行走表现形式，包括迈步、足着地、躯干摆动等动作的协调运动。

二、步态分析

（一）步态周期

步态周期指从一侧脚跟着地进行行走，至该侧脚跟再次着地的时间。了解步态周期有助于评估步行的模式和人体力线。

（二）步态参数

步态分析可以测量各种步态参数，如步幅、步频、步宽及步速等，以确定步行的效率和稳定性。

239

（三）异常步态

通过步态分析，治疗师可以检测到儿童可能存在的异常步态，如内、外翻足、跛行、尖足等，从而制订有针对性的训练计划。

三、步行训练的条件

（一）康复目标

明确步行训练的康复目标，例如改善步态、增强步行能力或提高步行的独立性。

（二）儿童的年龄和发展水平

根据儿童的年龄和发展水平选择合适的步行训练方法和难度。

（三）康复环境

确保训练环境安全，必要时提供支持和辅助设备，以防止意外摔倒和受伤。

（四）个体化计划

制订个性化的步行训练计划，考虑到每个儿童的康复需求和个体差异性。

第二节　步行训练技术

一、步行训练综合措施

步行训练通常需要采取综合性的措施，以提高儿童的步行能力和独立性。这些措施包括以下几项。

（一）康复器械和辅助设备

使用步行辅助器具，如助行器、拐杖或支架，以提供步行支持和稳定性。

（二）物理治疗

物理治疗师可以设计特定的步行训练计划，包括肌肉强化和伸展，以改善步行模式。

（三）步行训练课程

参加专门的步行训练课程，由专业治疗师指导，以帮助儿童改善步行技能。

（四）家庭练习

治疗师可以指导家长或照顾者在家中进行步行训练，以增加儿童的练习频率。

二、临床步行训练

（一）姿势和平衡练习

通过进行姿势练习，如站立平衡、单脚站立等，来提高儿童的平衡感觉。

（二）步行模式训练

治疗师可以帮助儿童改善步行模式，包括迈步、摆臂、脚着地等（见图 11-1）。

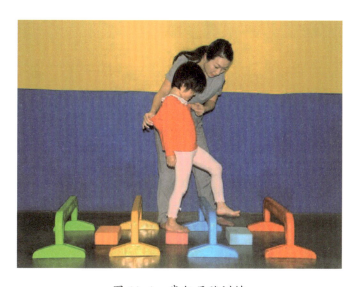

图 11-1　步行屈髋训练

（三）步行机器

使用步行机器，如跑步机或步行训练器，以提供受控的步行练习。

（四）多感官训练

结合视觉、听觉和触觉等多种感官来进行步行练习，以提高协调性。

三、减重及机器人辅助步行训练

对于一些儿童来说，减轻体重可以帮助他们提高步行能力。这可以通过饮食控制和体育锻炼来实现，需要在医生和营养师的指导下进行。

另外，近年来，机器人辅助步行训练也成为一种有效的方法。机器人装置可以提供稳定性和支持，帮助儿童进行步行训练。这些装置可以根据儿童的需要进行个性化调整，以提高步行能力。

儿童物理治疗篇

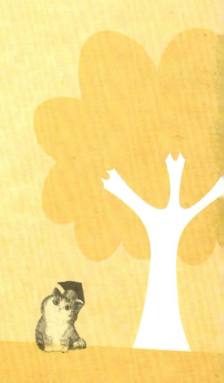

第十二章　儿童生长发育

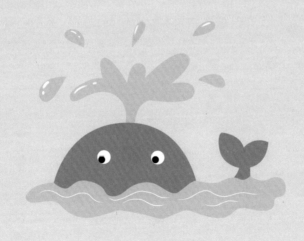

第一节　儿童生长发育的阶段

一、婴儿期（0~1岁）

婴儿期是生长最快的阶段之一。婴儿开始学会抬头、翻身、爬行和坐站。物理治疗的重点包括帮助婴儿发展肌肉控制和运动技能。

二、幼儿期（2~5岁）

在幼儿期，儿童逐渐学会行走、奔跑、跳跃和使用小肌肉进行精细动作。物理治疗的目标可能包括促进基本运动技能的发展和预防姿势不良。

三、学龄期（6~12岁）

在这个阶段，儿童进入学校并开始学习。他们的运动技能和协调性进一步发展。物理治疗包括支持儿童参与体育和游戏活动，以及处理姿势问题和运动障碍。

四、青春期（13~18岁）

青春期是生长的最后一个阶段，通常伴随着身体的急剧发育。物理治疗包括处理青少年的姿势问题、运动损伤以及促进健康的生活方式。

第二节 儿童骨骼系统的发育

一、骨骼生长和骨密度

儿童的骨骼系统在出生后会经历迅速的生长期，特别是在婴儿和幼儿期。骨骼会逐渐增长，增加长度和密度。青春期是骨密度生长发育最快的时期，因此在这个阶段，骨骼更容易受到创伤或骨折的影响。

二、骨骼对力量训练的影响

儿童的骨骼对于力量训练有着良好的适应能力。适度的体育锻炼和力量训练可以促进骨骼的健康发展，增加骨密度，降低骨折的风险。

三、骨骼生长板

在儿童的长骨中，存在着生长板，这是骨骼发展的关键部分。生长板是由软骨构成的，随着年龄的增长逐渐硬化成骨骼。在青春期之前，生长板的损伤可能会影响骨骼的正常发育，因此需要小心处理。

四、姿势和对称性

儿童的骨骼系统在发育过程中受到姿势和对称性的影响。不良的姿势和不均匀的生长可能导致骨骼问题，如脊柱侧弯或骨盆不平衡。物理治疗师可能需要对其进行姿势矫正和康复治疗。

五、骨折和创伤

儿童的骨骼系统相对较柔软，但也容易受到创伤的影响。因为骨骼系统在生长，所以在骨折后通常能更快地复原。但仍然需要及时治疗和康复以确保骨骼的正常发育。

第三节　儿童神经系统的发育

一、神经元的发展和连接

儿童的神经系统在出生后不断发展，新的神经元（神经细胞）不断形成并建立连接。这些连接形成了神经网络，支持儿童的感知、运动和认知等功能。

二、运动控制的改善

随着年龄的增长，儿童的运动控制和协调性逐渐改善。他们学会控制肌群、骨骼之间的协调运动，实现更加复杂的运动，如坐、爬、走、跑和跳跃。

三、感觉系统的成熟

儿童的感觉系统，包括视觉、听觉、触觉等，会随着时间的推移逐渐成熟。这有助于他们更好地理解和适应外部环境。

四、运动技能的学习

儿童在成长过程中学习各种运动技能，如抓取、扔球、骑自行车等。这些技能的学习需要神经系统的支持，同时也包括肌肉、骨骼感觉系统的共同参与。

五、大脑发展

儿童的大脑在婴儿期和幼儿期经历了快速的发展。这个时期是学习和认知能力迅速提高的时候，但也需要适应大脑发展的需求。

六、神经可塑性

儿童的神经系统具有较强的可塑性，即它能够根据经验和训练进行调整和适应。这为康复治疗提供了机会，同时也能帮助儿童克服神经系统方面的问题。

第四节　儿童心肺系统的发育

一、婴儿期的心肺系统发育

（一）呼吸系统

（1）婴儿的呼吸系统相对不发达，肺部充分发育需要时间。

（2）呼吸频率较高，但潮气量较小，呼吸表现为快速而浅。

（3）应支持鼓励正常呼吸模式的活动，如哺乳和腹式呼吸。

（二）心血管系统

（1）婴儿的心脏较小，心脏结构逐渐成熟。

（2）心脏输出量较低，但逐渐增加，以满足生长的需要。

（3）鼓励适量的体育活动和运动，以促进心血管系统的发展。

二、幼儿期的心肺系统发育

（一）呼吸系统

（1）肺容量逐渐增加，呼吸逐渐变得更加深缓。

（2）呼吸频率逐渐减慢，呼吸模式更稳定。

（3）应鼓励儿童参与户外游戏和体育活动，以增强呼吸系统的健康。

（二）心血管系统

（1）心脏逐渐增大，心脏输出量增加。

（2）心率逐渐减慢，心脏节律更加规律。

（3）应鼓励有氧运动，如跑步、跳绳等，以增强心血管健康。

三、学龄期的心肺系统发育

（一）呼吸系统

（1）肺功能进一步改善，肺容量继续增加。

（2）呼吸模式更深、更规律。

（3）应鼓励儿童参与有氧运动，如游泳、足球等，以提高呼吸系统的强度和耐力。

（二）心血管系统

（1）心脏结构更加成熟，心脏输出量进一步增加。

（2）心率在静息和运动状态下都更稳定。

（3）应鼓励有计划的有氧运动和心血管锻炼，以提高心血管健康。

四、青春期的心肺系统发育

（一）呼吸系统

（1）肺功能达到峰值，肺容量达到成年水平。

（2）呼吸模式稳定，肺活量增加。

（3）应鼓励有氧运动和呼吸训练，以维持肺功能。

（二）心血管系统

（1）心脏结构完全成熟，心脏输出量达到最大值。

（2）静息心率在正常范围内，心血管系统逐渐发育完善。

（3）应鼓励有氧运动、心血管训练和体能训练，以维持和提高心血管健康。

第十三章 儿童常见疾病的物理治疗

第一节　儿童神经系统疾病的物理治疗

一、脑性瘫痪

脑性瘫痪是一组与中枢神经系统发育和功能障碍有关的神经肌肉疾病。它可能导致肌肉痉挛、运动障碍、平衡问题以及其他神经系统相关的异常表现。物理治疗的目标包括以下几个。

（一）改善肌肉功能

通过物理疗法、运动训练和肌肉强化，减轻痉挛，提高肌肉协调性和力量。

（二）促进独立性

帮助儿童学会更好地控制运动，如坐立、行走和日常活动，提高自理能力。

（三）改善姿势和平衡

通过体态训练和平衡练习以及核心强化训练，预防和改善不良姿势的发生，同时提高儿童的运动平衡能力。

二、脊髓损伤

脊髓损伤可能是由事故、创伤或疾病引起的，它会影响儿童的神经和肌肉功能。物理治疗的目标包括以下几个方面。

（一）康复和适应

帮助儿童适应脊髓损伤后的新生活，提高自理能力。

（二）康复训练

通过物理治疗、康复器材和肌肉强化，恢复肌肉功能和运动能力。

（三）平衡和移动

提供平衡训练和移动康复，以帮助儿童更好地控制自己的身体。

三、小儿脑白质疾病

这是一种罕见的神经系统疾病，通常影响儿童的脑白质发育。康复的目标包括以下几个方面。

（一）功能改善

通过物理治疗和神经康复，帮助儿童改善运动，提高感知和认知功能。

（二）生活质量提高

提供支持和康复治疗，以改善儿童的生活质量，减轻疾病带来的影响。

（三）家庭支持

与家庭合作，提供康复和生活技能培训，以增强儿童的独立性和社会融入能力。

四、脑损伤和创伤性脑损伤

儿童的脑损伤通常由意外事故、摔倒或运动伤害引起。康复的目标包括以下几个方面。

（一）神经康复

通过认知康复、言语疗法和物理治疗，帮助儿童克服脑损伤带来的认知和运动问题。

（二）重返学校及融入社会

支持儿童重新融入学校和社会生活，提供必要的学习和情感支持。

（三）家庭教育

为家庭成员提供脑损伤的康复知识和护理技能，以支持儿童的康复过程。

第二节　儿童骨骼系统疾病的物理治疗

一、儿童骨折

（一）康复目标

1. 骨折愈合

确保骨折部位得到适当愈合，通过物理康复和康复器材来维持骨骼稳定性。

2. 恢复肌肉功能

通过康复训练和物理疗法，帮助儿童恢复受伤部位附近的肌肉功能，预防及缓解肌肉萎缩。

3. 恢复正常运动范围

通过关节康复和伸展练习，帮助儿童恢复正常的关节活动范围。

（二）康复策略

物理治疗师会设计个性化的康复计划，包括疼痛管理、功能锻炼、康复训练和适当的康复器材使用。康复过程中还会强调家庭支持和自我照顾。

二、小儿骨质疏松症

（一）康复目标

1. 增加骨密度

通过营养指导和适量的运动，促进骨密度的增加。

2. 预防骨折

教育儿童和家庭如何避免骨折，并提供骨折的早期识别和处理信息。

3. 提高平衡和协调

通过平衡和协调训练，减少跌倒风险。

（二）康复策略

康复计划通常包括饮食指导、药物治疗、体力活动和骨密度监测。物理治疗师可能会提供平衡训练和体能锻炼，以帮助儿童强化骨骼，降低骨折风险。

三、小儿先天性骨骼畸形

（一）康复目标

1. 纠正畸形

对于可矫正的骨骼畸形，康复的目标是通过手术和物理治疗来纠正畸形，恢复正常的骨骼结构。

2. 减轻疼痛

提供疼痛管理和药物治疗，以减轻疼痛。

3. 改善运动功能

通过功能锻炼和康复训练，帮助儿童改善运动功能，提高生活质量。

（二）康复策略

康复计划需要根据具体的骨骼畸形类型和康复目标而定。物理治疗师需与外科医生和其他医疗专业人员合作，制订综合性的康复治疗计划。

第三节　儿童运动系统疾病的物理治疗

一、小儿肌肉萎缩症

（一）康复目标

1. 维持肌肉功能

通过物理治疗、肌肉锻炼和专业康复器材，帮助儿童维持肌肉功能，预防及减缓肌肉萎缩。

2. 提高肌肉力量

通过肌肉强化和康复训练，帮助儿童提高肌肉力量，增强运动能力。

3. 提高生活质量

提供支持性的康复治疗，以提高儿童的生活质量，减轻疾病带来的影响。

（二）康复策略

康复计划通常包括物理治疗、康复器材使用和运动疗法等。物理治疗师会制订个性化的康复计划，以满足儿童的特定需求。

二、小儿关节炎

（一）康复目标

1. 减轻疼痛和炎症

通过药物治疗、物理治疗和疼痛管理，减轻疼痛和关节炎症。

2. 维持关节功能

通过关节康复和运动训练，帮助儿童维持或改善关节功能，减少关节僵硬。

3. 扩大运动范围

通过康复训练和伸展练习，帮助儿童恢复正常的关节活动范围。

（二）康复策略

康复计划通常包括物理治疗、药物治疗和康复器材使用。物理治疗师需与风湿病专科医生合作，制订综合性的康复计划。

三、小儿韧带损伤

（一）康复目标

1. 恢复韧带稳定性

通过康复训练和康复器材，帮助儿童恢复韧带的稳定性，预防及减少关节不稳定性。

2. 减轻疼痛和肿胀

通过疼痛管理和康复方法，减轻韧带损伤引起的疼痛和肿胀。

3. 恢复正常运动范围

通过康复训练和伸展练习，帮助儿童恢复正常的关节活动范围。

（二）康复策略

康复计划通常包括物理治疗、康复器材使用和康复锻炼。物理治疗师会根据韧带损伤的严重程度和部位，制订个性化的康复计划。

第四节　儿童心肺系统疾病的物理治疗

一、小儿哮喘

（一）康复目标

1. 呼吸控制

教会儿童正确使用吸入器，学会呼吸控制技巧，以减轻哮喘症状。

2. 提高肺活量

通过呼吸训练和有氧运动，提高肺活量和呼吸肌肉的功能。

3. 改善体力耐力

通过有氧锻炼，提高儿童的整体耐力，预防及减少由运动诱发的哮喘发作。

（二）康复策略

康复计划通常包括呼吸训练、运动疗法和教育性指导。物理治疗师需与儿科医生合作，制订个性化的康复计划。

二、小儿先天性心脏病

（一）康复目标

1. 心肌功能改善

通过心血管系统康复锻炼，提高心脏和血管系统的功能。

2. 提高机体耐力

通过有氧运动，增强儿童的体力和耐力，减轻疲劳。

3. 心理支持

提供心理支持和教育指导，帮助儿童和家庭缓解因应对心脏病所带来的心理压力。

（二）康复策略

康复计划需要根据小儿先天性心脏病的类型和手术治疗情况而定。物理治疗师将与心脏病专家合作，制订适合儿童的康复计划。

三、小儿肺疾病

（一）康复目标

1. 肺功能改善

通过呼吸训练和物理治疗，提高肺部功能和通气能力。

2. 减轻呼吸困难

通过呼吸技巧和气道清洁，减轻呼吸困难。

3. 改善氧合

提供氧疗和气道管理，以改善氧合情况。

（二）康复策略

康复计划通常包括呼吸康复、药物治疗和呼吸器使用。物理治疗师需与呼吸科医师、心肺康复治疗师合作，制订个性化的康复计划。

第十四章　儿童康复的物理治疗

第一节 物理治疗的基本原理

一、物理治疗的目标

物理治疗的目标在儿童康复中是多方面的，主要包括以下方面。

（一）恢复功能

帮助儿童恢复受伤或受损部位的功能，包括肌肉、骨骼、关节等。

（二）减轻疼痛

通过疼痛管理和物理疗法，减轻儿童的疼痛，提高舒适度。

（三）改善运动能力

通过康复锻炼、运动训练和肌肉强化，提高儿童的运动能力和协调性。

（四）促进康复

提供康复器材和康复计划，以促进儿童康复的进程。

（五）提高生活质量

通过康复和生活技能培训，提高儿童的生活质量，增强独立性。

二、物理治疗的基本原则

物理治疗遵循一些基本原则，以确保康复过程的有效性和安全性。

（一）个性化

康复计划应根据儿童的特定情况和需求进行个性化设计。不同年龄、疾病和康复目标的儿童需要不同的康复方法。

（二）逐步递进

康复应该是一个逐步递进的过程，根据儿童的康复进展逐渐增加康复强度和难度。

（三）全身性治疗

物理治疗不仅应关注受伤部位，还应关注全身的康复，包括肌肉、关节、心血管系统等。

（四）多学科合作

物理治疗师需要与其他医疗专业人员，如医生、护士、心理康复师、营养师等合作，制订综合性的康复计划。

（五）持续性

康复应该是一个持续性的过程，儿童需要长期进行康复锻炼和维护，以保持功能和运动能力。

第二节　儿童物理治疗的常见技术和方法

一、康复锻炼

康复锻炼是物理治疗的核心部分，它包括一系列特定的运动和练习，旨在改善儿童的运动功能，提高儿童的肌肉力量。以下是一些常见的康复锻炼方法。

（一）肌肉强化练习

通过施加阻力或使用弹力带等工具，帮助儿童增强肌肉力量。这对于康复运动系统疾病和骨折后的肌肉萎缩特别有用。

（二）关节活动训练

通过一系列关节活动，帮助儿童改善关节的灵活性，扩大关节的运动范围。这对于肌紧张、关节僵硬或手术后需要康复的儿童非常重要。

（三）平衡和协调练习

通过平衡板、球类运动和协调练习，帮助儿童提高平衡和协调性。这对于避免跌倒和提高日常生活能力很有帮助。

（四）有氧运动

有氧运动包括步行、跑步、游泳等，有助于提高心肺功能和运动耐力。

二、热疗

热疗是一种常见的物理治疗技术，它利用温度来影响儿童的疼痛感觉和肌肉松弛。以下是一些常见的热疗方法。

（一）热敷

使用温热的毛巾、热水袋或专用热敷器来减轻肌肉疼痛，增加血液循环，并促进肌肉松弛。

（二）热水疗法

在温热水中进行浸浴或水疗活动，有助于缓解肌肉疼痛，扩大改善关节活动范围，并促进康复。

（三）温热包装

使用温热的包装材料，如热敷巾或热毛巾，覆盖在特定部位，以减轻疼痛和松弛紧张的肌肉。

三、电疗

电疗是一种利用电流来治疗疼痛、改善肌肉功能和促进康复的物理治疗技术。以下是一些常见的电疗方法。

（一）电刺激疗法

电刺激疗法通过将电极贴在皮肤上，传递电流来刺激肌肉，有助于增强肌肉力量，减轻疼痛和促进康复。

（二）超声波治疗

超声波设备可通过高频声波温热深层组织，促进血液循环，减轻肌肉疼痛和促进修复。

（三）经皮神经电刺激疗法

该疗法通过电流刺激来减轻疼痛感，适用于疼痛管理和肌肉松弛。

四、运动疗法

运动疗法结合了康复锻炼和康复理论，旨在帮助儿童恢复运动功能，改善姿势，提高协调性和增强核心稳定性。这通常需要专业物理治疗师的指导和监督，以确保运动正确执行。

第三节　儿童物理治疗的康复器材和辅助设备

一、步态训练器

步态训练器是一种专门设计用于帮助儿童恢复步行功能的设备。它通常包括支撑身体的外骨骼结构和步行机械，可以帮助儿童模拟步行动作，提供稳定性和支持，同时记录步行数据以监测进展。步态训练器可用于各种运动系统疾病、神经系统疾病和术后恢复。

二、体能训练设备

体能训练设备包括各种用于锻炼肌肉、关节和核心稳定性的器材，如杠铃、哑铃、弹力带、平衡球、平衡板等。这些设备帮助儿童进行康复锻炼，增强肌肉力量，改善平衡和协调性。

三、康复床和治疗床

康复床和治疗床提供了一个稳定的平台，用于进行各种康复活动和物理疗法。它们可以调节高度和角度，以满足儿童的康复需求，如进行康复锻炼、关节活动训练和疼痛管理。

四、平衡板和平衡球

平衡板和平衡球被用于提高儿童的平衡和协调性。这些设备可以用于康复过程中，帮助儿童改善姿势，减轻运动诱发的伤害风险，以及提高日常生活中的平衡能力。

五、气动泵和循环机

气动泵和循环机用于促进血液循环和淋巴排毒，特别适用于儿童肌肉疲劳、水肿和康复后。这些设备可以帮助儿童减轻疼痛，加速康复进程。

六、热疗设备

热疗设备，如热敷器、热敷巾和热水疗设备，用于提供热疗法，帮助儿童减轻肌肉紧张，促进血液循环和改善关节活动范围。

七、电疗设备

电疗设备包括电刺激器、超声波治疗仪和经皮神经电刺激器等，用于提供电疗法，减轻疼痛，促进肌肉松弛和促进康复。

八、助行器和轮椅

助行器和轮椅是用于支持儿童的移动和独立性的设备。它们适用于那些由运动系统疾病或严重损伤而需要额外支持的儿童。

九、康复辅助器具

康复辅助器具包括各种辅助设备，如拐杖、矫形器、矫形鞋、假肢等，用于改善儿童的姿势，支持受损部位，并提供额外的稳定性。

第十五章 儿童运动能力的发展和功能性训练

第一节　儿童运动能力的发展

儿童运动能力的发展是儿童康复的重要组成部分。理解儿童在不同年龄段的运动能力发展是为了更好地制订康复计划，帮助他们充分发挥潜力，提高生活质量。本节将详细探讨儿童运动能力的发展，包括不同年龄段的运动里程碑和重要观察指标。

一、早期婴幼儿期（0~1岁）

（一）基础动作能力

在这个阶段，婴幼儿开始学习基础的动作，如翻身、抓握、爬行和坐站。这些动作是发展更高级别运动技能的基础。

（二）平衡和姿势控制

婴幼儿逐渐学会保持头部的平衡，随着时间的推移，他们可以坐起来并开始站立。

（三）精细运动技能

婴幼儿在这个阶段开始发展精细运动技能，如抓取小物体、摆弄玩具等。

273

二、幼儿期（2~5岁）

（一）大肌肉群运动

幼儿期是儿童大肌肉群运动发展的关键时期。儿童开始学会奔跑、跳跃、爬升和投掷等动作。

（二）平衡和协调

儿童的平衡和协调能力逐渐增强，他们可以站在一条线上、跳跃、跑步并改进精细动作。

（三）基本运动技能

儿童在这个阶段学会了基本的运动技能，如跳绳、踢球、抓住和扔球等。

三、儿童期（6~12岁）

（一）体能发展

在儿童期，儿童的体能发展进一步增强。他们可以参与更复杂的体育活动，如游泳、橄榄球、篮球等。

（二）协调性

儿童的协调性在这个阶段得到改善，他们可以更好地控制身体的各个部分，执行精细动作和运动技巧。

（三）多样化的运动技能

儿童在这个时期开始学习多样化的运动技能，包括团队运动、个人运动和户外活动。

四、青少年期（13~18岁）

（一）专业化运动技能

在青少年期，一些儿童可能选择专业化的运动，需要更深入的训练和技能发展。

（二）体能发展

青少年的体能发展达到顶峰，他们可以参与高强度运动和体育比赛。

（三）运动技巧的精进

青少年期是进一步精进运动技巧的时期，他们可能会选择专注于一项或多项运动。

第二节　儿童功能性训练的重要性

功能性训练是儿童康复中不可或缺的部分，它强调的是帮助儿童恢复和提高日常生活活动所需的功能。

一、恢复日常生活能力

功能性训练旨在帮助儿童恢复或提高他们在日常生活中所需的运动和功能能力，包括自理能力、步行、上下楼梯、梳洗、进食等日常活动。通过针对性的功能性训练，儿童可以更好地独立进行这些活动。

二、提高生活质量

康复的目标之一是提高儿童的生活质量。功能性训练有助于改善儿童的生活质量，减轻他们的疼痛，增加舒适度，并提高自尊心和自信心。当儿童能够更好地执行日常任务时，他们通常会更快乐和满足。

三、预防二次伤害

对于康复儿童来说，预防二次伤害非常重要。功能性训练可以帮助儿童恢复适当的肌肉平衡、姿势控制和运动模式，从而减少再次受伤的风险。

四、提高运动技能

功能性训练不仅有助于恢复儿童基本的生活功能，还可以提高他们的运动技能。这对于那些有兴趣参与体育活动或竞技体育的儿童来说尤其重要。通过功能性训练，他们可以增强运动技巧，提高竞技水平。

五、个性化康复

功能性训练是个性化的，根据儿童的具体情况和康复目标制订。这意味着物理治疗师可以根据儿童的疾病、损伤类型和年龄来制订适合他们的康复计划，以确保最佳的康复效果。

第三节　儿童功能性训练的方法和技巧

一、功能性训练的基本原则

（一）功能性训练的目标

功能性训练的主要目标是提高身体在日常生活中的功能性能力，例如提高步行、跑步、抬重物、爬楼梯等活动的效能。这种训练侧重于改善整体身体的功能，而不是追求特定肌肉的发达或体形的改变。

（二）多样性

功能性训练应包括多种不同的动作和练习，以模仿日常生活中的多样性活动。这有助于全面提高身体的功能性能力，并预防单一动作造成的不平衡和伤害。

（三）核心稳定性

核心肌群是功能性训练的关键组成部分，为身体稳定性提供支持。核心稳定性练习包括平衡、核心力量和柔韧性的训练，有助于改善姿势，减少伤害风险。

（四）适应性

功能性训练应该根据个体的能力和目标进行调整和适应。不同人的需求和目标不同，因此训练计划应该个性化和灵活化。

二、功能性训练的方法

（一）多关节动作

多关节动作是功能性训练的核心。这些动作涉及多个关节和肌群，模仿了日常活动中的复杂动作，包括深蹲、俯身划船、卧推、提拉等。这些动作可以提高整体力量和协调性。

（二）平衡训练

平衡是日常生活中重要的功能性能力。平衡训练包括单脚站立、平衡板练习、瑜伽等。通过提高平衡能力，可以减少摔倒和受伤的风险。

（三）核心稳定性训练

核心稳定性训练可以强化核心肌肉，包括腹部、腰部和髋部肌肉。这有助于维持正确的姿势，减轻腰背疼痛，并提高运动表现。一些核心训练包括平板支撑、桥式运动和腹部肌肉训练。

（四）动态柔韧性训练

动态柔韧性训练结合了运动和伸展，有助于提高关节的灵活性和活动范围。这可以通过动态伸展、瑜伽流动和功能性伸展练习来实现。

（五）功能性训练工具

功能性训练可以使用各种工具来增加挑战性，例如哑铃、杠铃、平衡球、弹力带和健身器械。这些工具可以用于改变训练的难度和变化，以适应不同的能力水平。

（六）高强度间歇训练

高强度间歇训练是一种效果显著的功能性训练方法，它结合了高强度运动和短暂的休息。这种训练可以提高心肺耐力、肌肉力量和物质代谢率。

（七）个性化训练计划

每个人的功能性训练需求都不同，因此制订个性化训练计划非常重要。这可以通过与专业教练合作来实现，根据个体的目标、能力和健康状况进行调整。

附　录　儿童物理治疗案例

研究和实际应用

案例一：儿童脑瘫康复治疗

儿童信息：4岁男孩，脑性瘫痪，分型为痉挛性双下肢瘫，导致其运动和肌肉控制困难，无法独立行走。

治疗方法：物理治疗师制订了一个针对性强且高度个性化的康复方案，包括下肢肌肉强化训练、核心肌群力量及稳定性训练、平衡训练、负重训练和物理因子治疗。治疗师还使用辅助设备，如矫形器和助行器，以帮助孩子逐渐学会行走等。

实际应用：儿童脑性瘫痪治疗需要长期的康复训练和家庭支持。治疗师应与儿童及其家庭密切合作，制订康复计划，监测进展，并提供家庭延展性训练指导，以确保孩子的最佳康复结果。

案例二：儿童运动创伤康复治疗

儿童信息：12岁女孩，膝关节扭伤，导致前交叉韧带撕裂。

治疗方法：物理治疗师协助儿童进行康复，包括膝关节稳定性训练、局部肌肉强化训练、康复体操及物理因子治疗。治疗计划的实施也包括疼痛管理和渐进性增加运动负荷。

实际应用：儿童运动创伤康复需要根据伤情程度和个体差异进行个性化治疗。物理治疗师需要及时监测儿童的康复进展，确保康复过程安全并适应儿童的需求。

案例三：儿童姿势障碍康复治疗

儿童信息：7 岁男孩，含胸驼背体态，俯卧位脊柱后凸试验阳性，背部和颈部肌群疼痛。

治疗方法：物理治疗师进行了体态评估，并制订了个别化的康复方案，包括姿势纠正练习、核心稳定性训练和柔韧性练习、呼吸训练等，同时治疗师还提供了日常生活中正确姿势的家庭指导。

实际应用：儿童不良体态康复需要注意姿势的日常养成和家庭的参与。治疗师应与儿童和家庭合作，从而确保儿童疼痛的缓解及体态的改善。

参 考 文 献

［1］燕铁斌.物理治疗学［M］.北京：人民卫生出版社，2018.

［2］协康会.孤独症儿童训练指南（全新版）：活动指引3，小肌肉和大肌肉［M］.广州：广东海燕电子音像出版社，2016：3.

［3］励建安.康复治疗技术新进展［M］.北京：科学出版社，2016.

［4］吴军，张维杰.物理因子治疗技术，2版［M］.北京：人民卫生出版社，2014.

［5］Srushti Sudhir，C，Sharath，H V. A Brief Overview of Recent Pediatric Physical Therapy Practices and Their Importance［J］.Cureus，2023，15（10）.

［6］Bidzan-Bluma，I，Lipowska，M. Physical Activity and Cognitive Functioning of Children：A Systematic Review［J］. International Journal of Environmental Research and Public Health，2018，15（4）.

［7］Johnson，Rebekah，Looper，et al. Current Trends in Pediatric Physical Therapy Practice for Children With Down Syndrome［J］.Pediatric Physical Therapy，2021，33（2）：74-81.

［8］Novak，I，Honan，I. Effectiveness of Pediatric Occupational Therapy for Children with Disabilities：A Systematic Review［J］.Australian Occupational Therapy Journal，2019，66（3）：258-273.

［9］Camden，Chantal，Mulligan，et al. Scope and Practices of Physical Therapists Working With Children：Results From an International Online Survey［J］.Pediatric Physical Therapy，2021，33（4）：251-258.

［10］Jamie M Holloway，Toby M Long. The Interdependence of Motor and Social Skill Development：Influence on Participation［J］，Physical Therapy，2019，99（6）：761-770.

［11］Anttila，H，Autti-Rämö，I，Suoranta，J，et al. Effectiveness of

Physical Therapy Interventions for Children with Cerebral palsy: A Systematic Review [J] . BMC Pediatrics, 2008, 8 (14).

[12]Burslem J, McAtasney D, McGarrity K, et al. Working with Children - Guidance on Good Practice [J] . Chartered Society of Physiotherapy, 2016.

[13] Ortiz-Campoy, S, Lirio-Romero, C, Romay-Barrero, H, et al. The Role of Physiotherapy in Pediatric Palliative Care: A Systematic Review [J] . Children(Basel, Switzerland), 2021, 8 (11): 1043.

[14] Parnell Prevost C, Gleberzon B, Carleo B, et al. Manual Therapy for the Pediatric Population: A Systematic Review [J] .BMC Complement Altern Med, 2019, 19: 60.

[15]Di Chiara A, La Rosa E, Ramieri V, et al. Treatment of Deformational Plagiocephaly with Physiotherapy [J] .Craniofac Surg, 2019, 30: 2008-2013.

[16] McCoy S W, Bartlett D J, Yocum A, et al. Development and Validity of the Early Clinical Assessment of Balance for Young Children with Cerebral Palsy [J] . Dev Neurorehabil , 2014, 17: 375-383.

[17] Yildirim C, Asalioğlu A, Coşkun Y, et al. General Movements Assessment and Alberta Infant Motor Scale in Neurodevelopmental Outcome of Preterm Infants [J] .Pediatr Neonatol. 2022, 63: 535-541.

[18] Castilla A, Gonzalez M, Kysh L, et al. Informing the Physical Therapy Management of Congenital Muscular Torticollis Clinical Practice Guideline: A Systematic Review [J] .Pediatrcs Physsical Therapy, 2023, 35: 190-200.

[19] Hodges H, Fealko C, Soares N. Autism Spectrum Disorder: Definition, Epidemiology, Causes, and Clinical Evaluation [J] . Translational Pediatrics, 2020, 9: 0-65.

[20] Shields N J. Physiotherapy Management of Down Syndrome [J] . Physiotherapy. 2021, 67: 243-251.

[21] Ogundele M O, Ayyash H F. ADHD in Children and Adolescents: Review of Current Practice of Non-pharmacological and Behavioural Management [J] . AIMS Public Health, 2023, 10: 35-51.

［22］Jackman M，Sakzewski L，Morgan C，et al. Interventions to Improve Physical Function for Children and Young People with Cerebral Palsy：International Clinical Practice Guideline［J］.Developmental Medicine and Child Neurology，2022，64：536-549.

［23］Brown L，Camarinos J. The Role of Physical Therapy in Concussion Rehabilitation［J］. Seminars in Pediatric Neurology，2019，30：68-78.

参
考
文
献